名誉总主编 金世元　　总主编 梅全喜　　中成药实用手册丛书

五官科
中成药实用手册

主　编　吴庆光

副主编　丘振文　刘春松　刘四军　张明珠

编　委（以姓氏笔画为序）

龙海珊　丘振文　刘四军　刘建兴

刘春松　安　苗　杨佩芬　吴庆光

张明珠　陈一君　林永禄　林秋珊

周成成

人民卫生出版社

图书在版编目（CIP）数据

五官科中成药实用手册 / 吴庆光主编 . —北京：
人民卫生出版社，2018
（中成药实用手册丛书）
ISBN 978-7-117-27329-9

Ⅰ.①五… Ⅱ.①吴 Ⅲ.①中医五官科学 - 中成药
- 用药法 - 手册 Ⅳ.①R276

中国版本图书馆 CIP 数据核字（2018）第 196418 号

人卫智网 　www.ipmph.com　医学教育、学术、考试、健康，
　　　　　　　　　　　　　　　购书智慧智能综合服务平台
人卫官网 　www.pmph.com　人卫官方资讯发布平台

中成药实用手册丛书
——五官科中成药实用手册

主　　编：吴庆光
出版发行：人民卫生出版社（中继线 010-59780011）
地　　址：北京市朝阳区潘家园南里 19 号
邮　　编：100021
E － mail：pmph @ pmph.com
购书热线：010-59787592　010-59787584　010-65264830
印　　刷：保定市中画美凯印刷有限公司
经　　销：新华书店
开　　本：850 × 1168　1/32　印张：7.5　插页：2
字　　数：194 千字
版　　次：2019 年 12 月第 1 版　2019 年 12 月第 1 版第 1 次印刷
标准书号：ISBN 978-7-117-27329-9
定　　价：29.00 元
打击盗版举报电话：010-59787491　E-mail：WQ @ pmph.com
质量问题联系电话：010-59787234　E-mail：zhiliang @ pmph.com

中成药实用手册丛书
编辑委员会

为《中成药实用手册丛书》而题

中成药是历代医家的用药精华应当继承发扬，加以提高。

丁酉年冬月金安元

前　言

　　中成药是中医药学宝库的重要组成部分,具有疗效确切,携带、使用方便,价格便宜等优点,长期以来在临床广泛使用,已成为当今防病治病不可缺少的药物类型,在国内外享有较高的声誉。中成药作为中医防治疾病的一个重要工具,对人体的效应具有两重性,即产生治疗作用的同时也会产生不良反应。医师在临床上若能合理使用中成药,就能在充分发挥其治疗作用的同时降低不良反应的发生概率,使患者早日康复。若医师不能正确合理地使用中成药,不仅达不到治疗疾病的目的,反而会造成不良反应的发生概率增加,在延误原有疾病治疗的同时引发新的疾病,有的甚至危及患者生命安全。

　　目前中成药的临床应用存在着一定的问题,不合理应用情况发生的比例仅次于抗生素类药物。据不完全统计,约有七成的中成药是西医医师为患者开出的,而其中大多数西医医师并没有系统学习过中医药的基础理论和中成药的相关知识,在应用中成药方面经验不足,又缺乏指导,因此,在处方中对中成药的使用存在许多不合理的地方,其中最主要的是没有辨证使用中成药,为此我们在深入学习国医大师金世元教授主编的《中成药的合理使用》专著的基础上,组织编写了这套适合于中西医临床医师阅读的《中成药实用手册丛书》,该套丛书共分《内科中成药实用手册》《外科及骨伤科中成药实用手册》《妇科中成药实用手册》《儿科中成药实用手册》《五官科中成药实用手册》五个分册。

　　本套丛书针对目前临床上不少中成药没有辨证使用、西医及老百姓不会使用中成药的问题,设计出中成药的【辨证要点】【临床应用】【不良反应】【注意事项】等栏目内容,特别是设置的【辨证要点】栏目,便于医师在中医辨证和西医诊断的基础上辨证使用中成药，突出病证结合、辨证论治的原则，对指导中成药的合理应用有重要的作用。同时为了方便西医临床医师和普通老百姓的阅读和参考，本套丛书按照现代医学病症分类，从内科用药、外科用药、骨伤科用药、妇科用药、儿科用药、眼科用药到肿瘤科用药等进行分类，几乎涵盖所有常见医学病症，并且在各科用药内容中对病症做了细分，如内科用药分为感冒类药、高热类药、暑湿类药、咳喘类药、脑卒中类药、高脂血症类药、胸痹类药、眩晕类药、头痛类药等。此外，在栏目设置上向现代医学重视的方面倾斜，如在【临床应用】【不良反应】和【注意事项】等栏目中都做了详细的介绍。这些对指导医师和患者临床安全、合理使用中成药具有较重要的参考价值。本套丛书可供临床医师、药师、护士、患者及药品监督和卫生行政管理部门、药品不良反应监测和研究机构、药品生产和经营企业等相关工作人员参考，亦可供医药院校学生阅读参考。

　　本套丛书的编写全面参考了国医大师金世元教授的《中成药的合理使用》中的精髓，我们又非常荣幸地邀请到金老担任本套丛书的编辑委员会名誉主任委员，同时也邀请金老为本套丛书的出版题词，在此我们全体编写人员向金老表示诚挚的谢意和崇高的敬意！本套丛书还参考了国内外杂志及著作，凡参考医药杂志的文献资料列入正文，部分正文中没有列出的参考文献的数据参考梅全喜主编的《新编中成药合理应用手册》。本套丛书在编写出版过程中得到了首都医科大学金世元国医大师传承工作室、四川好医生药业集团有限公司、北京四方中药饮片有限公司、北京盛世龙药业有限公司、北京万泰利克药业有限公司和盛实百草药业有限公司的大力支持，在此一并表示衷心感谢！

　　由于编者水平有限，加之时间仓促，书中难免出现错误和不足之处，希望广大读者给予批评指正。

梅全喜

2018 年 5 月 1 日

目 录

第一章

眼科常用中成药

第一节 睑缘炎

睑缘炎是指睑缘以干痒、刺痛和异物感为特征的疾病,临床可以分为鳞屑性、溃疡性、眦部睑缘炎3种。本病属中医"眼弦赤烂"的范畴。

治疗本病的中成药主要有一清胶囊、龙胆泻肝丸(大蜜丸、水丸、颗粒、片、口服液)、白敬宇眼膏、导赤丸、明目蒺藜丸、银翘散、银翘解毒丸(颗粒、片、胶囊、软胶囊、合剂)、湿毒清胶囊、马应龙八宝眼膏。

一清胶囊

Yiqing Jiaonang

《中华人民共和国药典》2015年版一部

【药物组成】大黄、黄连、黄芩。

【功能主治】清热泻火解毒,化瘀凉血止血。用于火毒血热所致的身热烦躁、目赤口疮、咽喉牙龈肿痛、大便秘结、吐血、咯血、衄血、痔血;咽炎、扁桃体炎、牙龈炎见上述症候者。

【辨证要点】睑缘炎:睑缘红赤溃烂,痛痒并作,眵泪胶黏,睫毛成束,或倒睫,睫毛脱落;舌质红,苔黄腻,脉濡数。

【剂型规格】胶囊剂,每粒装0.5g。

【用法用量】口服。一次 2 粒,一日 3 次。

【临床应用】主要用于睑缘炎、病毒性结膜炎、面部激素依赖性皮炎、痤疮等。①治疗病毒性结膜炎:42 例患者中治愈 38 例、有效 4 例、无效 0 例,总有效率为 100%[现代药物与临床,2017,32(1):113];②治疗面部激素依赖性皮炎:54 例患者中痊愈 26 例、显效 21 例、有效 5 例、无效 2 例,总治愈率为 87%[中国实用医药,2016,11(14):134]。

【不良反应】①有文献报道治疗病毒性结膜炎出现发热 1 例,注射部位出现红斑 1 例[现代药物与临床,2017,32(1):113];②治疗寻常痤疮的过程中出现 1 例面部红斑刺痛及脱皮现象[临床医学,2015,35(10):39]。

【注意事项】①阴虚火旺者慎用;②服药期间饮食宜用清淡、易消化之品,忌食辛辣油腻之品;③体虚年迈者慎用,中病即止,不可过量、久用;④出现腹泻时可酌情减量。

马应龙八宝眼膏

Mayinglong Babao Yangao

《中华人民共和国药典》2015 年版一部

【药物组成】煅炉甘石、琥珀、人工麝香、人工牛黄、珍珠、冰片、硼砂、硇砂。

【功能主治】清热退赤,止痒去翳。用于风火上扰所致的眼睛红肿痛痒、流泪、眼睑红烂;沙眼见上述症候者。

【辨证要点】①化脓性睑缘炎、眼睑湿疹:睑缘、睫毛根部附近生脓点脓痂,甚则灼痒红肿,继则红赤如涂朱砂,起水泡,湿烂成疮;②沙眼:眼睑红赤肿硬,刺痒疼痛,流泪,多眵;③急性细菌性结膜炎:白睛红赤,灼痛刺痒,多眵。

【剂型规格】眼膏剂,每支装 2g。

【用法用量】点入眼睑内。一日 2~3 次。

【临床应用】主要用于睑缘炎、沙眼、急性细菌性结膜炎等。

【注意事项】①内含麝香,孕妇慎用;②服药期间忌食辛辣、油腻食物。

龙胆泻肝丸（大蜜丸、水丸、颗粒、片、口服液）

Longdan Xiegan Wan（Damiwan、Shuiwan、
Keli、Pian、Koufuye）

《中华人民共和国药典》2015 年版一部
《中华人民共和国药典临床用药须知:
中药成方制剂卷》2015 年版

【药物组成】龙胆、黄芩、栀子(炒)、盐车前子、泽泻、木通、酒当归、地黄、柴胡、炙甘草。

【功能主治】清肝胆,利湿热。用于肝胆湿热,头晕目赤,耳鸣耳聋,耳肿疼痛,胁痛口苦,尿赤涩痛,湿热带下。

【辨证要点】①睑缘炎:患眼痒痛并作,睑弦红赤糜烂,睫毛根部结痂,除去痂皮后可见出血、溃疡,黏液与睫毛胶结成束,睫毛乱生;舌质红,苔黄腻,脉滑数。②急性结膜炎:目赤肿痛,头痛,口苦,烦躁易怒,小便黄赤,大便秘结;舌红苔黄,脉弦数。③化脓性中耳炎:耳内流脓,色黄而稠,耳内疼痛,听力减退;舌红苔黄,脉弦数。④神经性耳聋:耳鸣如风雷声,耳聋时轻时重,每于郁怒之后加重,头痛,眩晕,心烦易怒;舌红苔黄,脉弦数。⑤外耳道疖肿:耳肿疼痛,口苦咽干,小便黄赤,大便秘结;舌红苔黄,脉弦数。

【剂型规格】丸剂:①大蜜丸,每丸重 6g;②水丸,每 8 粒相当于原药材 3g。颗粒剂:每袋装 6g。片剂:每片 0.3g。口服液:每支装 10ml。

【用法用量】丸剂:口服。大蜜丸一次 1~2 丸,一日 2 次;小蜜丸一次 6~12g（30~60 丸）;水丸一次 3~6g,一日 2 次。颗粒剂：温开水送服，一次4~8g，一日2次。片剂：一次4~6片，一日2~3次。口服液：口服，一次10ml，一日3次。

【临床应用】主要用于睑缘炎、角结膜炎、化脓性中耳炎、神经性耳聋、外耳道疖肿带状疱疹等表现为肝胆实火或肝经湿热者。①治疗肝胆火盛型细菌性角膜炎30例，结果22例全部治愈、6例显效、1例好转，总有效率为93.33%，有效率明显高于对照组给予硫酸阿托品眼膏的治疗效果［河南中医，2017，37（4）：696］；②联合泛昔洛韦胶囊治疗带状疱疹50例，结果50例中痊愈23例、显效20例、好转6例、无效1例，总有效率为98.0%［中成药，2017，39（06）：1321-1323］。

【不良反应】2004—2014年因服用龙胆泻肝丸引起肾损害的药品不良反应共计32例［中国药物应用与监测，2015，4（3）：231］。

【注意事项】①孕妇、婴幼儿慎用。②本药苦寒，易伤正气，体弱年迈者慎服，即使体质壮实者也当中病即止，不可过服、久服。③本品清肝胆实火，若脾胃虚寒，症见纳呆腹胀、脘腹疼痛而喜温喜按、口淡不渴、四肢不温、大便稀溏者忌用。④肾功能不全者禁用。使用期间注意监测肾功能、尿常规，如有异常，立即停药，对症处理。⑤服药期间饮食宜用清淡、易消化之品，忌食辛辣油腻之品，以免助热生湿。

白敬宇眼膏

Baijingyu Yangao

《中华人民共和国药典临床用药须知：
中药成方制剂卷》2015年版

【药物组成】石决明（煅）、熊胆、珍珠（豆腐炙）、海螵蛸、硇砂、麝香、冰片、炉甘石（煅黄连水飞）。

【功能主治】明目消肿，散风止痒。用于暴发火眼，白睛红赤，眵泪胶黏，睑弦赤烂，刺痒难忍，白睛翳肉痛肿，色赤体厚，向黑睛攀生。

【辨证要点】①睑缘炎：睑弦潮红、刺痒,糠皮样白色屑片附着于睑缘睫毛根部,甚则睑弦溃烂,生脓结痂,睫毛脱落,红赤痒烂生于内、外两眦部。②急性细菌性结膜炎：白睛红赤肿胀,疼痛刺痒,灼热,多眵；口苦,舌红苔黄。③翼状胬肉：双目灼痒疼痛,磨涩不舒。

【剂型规格】眼膏剂,每管装 1.2g。

【用法用量】涂于睑缘部或眼睑内,一日 2~3 次。治愈后仍要继续涂药一段时间,以巩固疗效。

【临床应用】主要用于睑缘炎、急性结膜炎、溃疡性口腔炎、浸渍型口角炎、虫咬皮炎、皮肤皲裂等。治疗溃疡性口腔炎在基本治疗（如补充维生素 B,使用抗菌药物）基础上能缩短病程、快速止痛,特别是在进食前及进食后涂布,能明显减轻进食引起的疼痛；治疗浸渍型口角炎,配合维生素 E 胶丸交替涂布,多能痊愈；治疗虫咬皮炎与六神丸研粉混合涂布,效果更佳；治疗皮肤皲裂,配合维生素 E 胶丸交替外用,效果更佳[中国社区医师,2004,20（3）: 25]。

【不良反应】白敬宇眼膏致敏 5 例[眼外伤职业眼病杂志,1991, 13（3）: 199]。

【注意事项】本品含麝香、冰片,芳香走窜,有碍胎气,孕妇忌用。

导赤丸

Daochi Wan

《中华人民共和国药典》2015 年版一部

【药物组成】赤芍、大黄、木通、滑石、黄连、黄芩、连翘、天花粉、玄参、栀子（姜炒）。

【功能主治】清热泻火,利尿通便。用于火热内盛所致的口舌生疮、咽喉疼痛、心胸烦热、小便短赤、大便秘结。

【辨证要点】①睑缘炎：眦部睑缘红赤糜烂、灼热刺痒，甚者眦部睑缘破裂出血、出脓；舌尖红，苔薄，脉数。②口腔炎、口腔溃疡、复发性口疮、小儿口疮、舌炎：舌生疮或糜烂、疼痛、灼热、口渴喜饮、便秘、尿赤；舌红苔黄，脉数。③急性咽炎：咽喉红肿疼痛，口干喜饮，便秘，尿赤；舌红苔黄，脉数。

【剂型规格】①水蜜丸，每10粒重1g；②大蜜丸，每丸重3g。

【用法用量】口服。水蜜丸一次2g，大蜜丸一次1丸，一日2次；周岁以内的小儿酌减。

【临床应用】主要用于睑缘炎、口腔炎、口腔溃疡、复发性口疮、小儿口疮、舌炎、急性咽炎等。加味导赤丸治疗口疮98例，治愈71例，好转24例，无效3例，总有效率为96.94%［中国临床研究，2012，25（1）：75］。

【注意事项】①脾虚便溏者慎用；②体弱年迈者慎用；③服药期间饮食宜用清淡、易消化之品，忌食辛辣油腻之品；④用本品治疗口腔炎、口腔溃疡时可配合使用外用药。

明目蒺藜丸

Mingmu Jili Wan

《中华人民共和国药典临床用药须知：
中药成方制剂卷》2015年版

【药物组成】蒺藜（盐水炙）、蔓荆子（微炒）、菊花、蝉蜕、防风、荆芥、薄荷、白芷、木贼、决明子（炒）、密蒙花、石决明、黄连、栀子（姜水炙）、连翘、黄芩、黄柏、当归、赤芍、地黄、川芎、旋覆花、甘草。

【功能主治】清热散风，明目退翳。用于上焦火盛引起的暴发火眼、云蒙障翳、羞明多眵、眼边赤烂、红肿痛痒、迎风流泪。

【辨证要点】鳞屑性睑缘炎、化脓性睑缘炎、眼睑湿疹：睑弦生鳞屑样痂皮,或睫毛周围生脓点、脓痂,刺痒不适,甚则溃烂延及眼睑皮肤,脓水浸淫成疮。

【剂型规格】丸剂,每20粒重1g。

【用法用量】口服。一次9g,一日2次。

【临床应用】主要用于鳞屑性睑缘炎、化脓性睑缘炎、眼睑湿疹、眼干燥症、流行性角结膜炎。①治疗眼干燥症57例,显效10例,有效43例,无效4例,总有效率为92.98%。明目蒺藜丸能增加泪膜稳定性,促进泪液分泌,减轻角结膜损伤[亚太传统医药,2017,13(4):100]。②治疗流行性角结膜炎,共247例,1个疗程治愈171例、好转76例;76例经第2个疗程治疗后71例治愈,5例特重病例好转,角膜留有片状灰白色斑翳,观察2年无变化。本组病例的总治愈率为97.98%[西北国防医学杂志,2017,34(3):264]。

【注意事项】①阴虚火旺者慎用;②服药期间忌食辛辣、肥甘厚味食物,禁烟酒;③年老体弱者慎用。

银翘散

Yinqiao San

《中华人民共和国药典》2015年版一部

【药物组成】金银花、连翘、薄荷、荆芥、淡豆豉、牛蒡子、桔梗、淡竹叶、芦根、甘草。

【功能主治】辛凉透表,清热解毒。用于外感风寒,发热头痛,口干咳嗽,咽喉疼痛,小便短赤。

【辨证要点】睑缘炎:眼睑局部有硬结,微有红肿痒痛,全身或可兼有头痛、发热、全身不适等症;舌苔薄白,脉浮数。

【剂型规格】散剂,每袋装6g。

【用法用量】温开水吞服或开水泡服。一次1袋,一日2~3次。

【临床应用】主要用于睑缘炎。银翘散加味(加蝉蜕、薏仁、乌梢蛇、白蒺藜等）能治疗风热偏盛型鳞屑性睑缘炎［中国乡村医药，1996，3（9）：4–5］。

【注意事项】①风寒外感者慎用；②孕妇慎用；③服药期间忌食辛辣、油腻食物。

银翘解毒丸（颗粒、片、胶囊、软胶囊、合剂）

Yinqiao Jiedu Wan（Keli、Pian、Jiaonang、Ruanjiaonang、Heji）

《中华人民共和国药典》2015 年版一部
《中华人民共和国卫生部药品标准中药成方制剂第十四册》
《中华人民共和国药典临床用药须知：
中药成方制剂卷》2015 年版

【药物组成】金银花、连翘、桔梗、薄荷、淡豆豉、淡竹叶、牛蒡子（炒）、荆芥、甘草。

【功能主治】疏风解表，清热解毒。用于风热感冒，症见发热头痛、咳嗽口干、咽喉疼痛。

【辨证要点】睑缘炎：睑弦刺痒，灼热刺痛，睫毛根部有糠皮样鳞屑；舌质红，苔薄黄，脉浮数。

【剂型规格】丸剂：每丸重 3g。颗粒剂：每袋装①15g；②2.5g（含乳糖）。片剂：①素片，每片重 0.3g；②薄膜衣片，每片重 0.52g。胶囊剂：每粒装 0.4g。软胶囊剂：每粒装 0.45g。合剂：每支装 10ml。

【用法用量】丸剂：用芦根汤或温开水送服，一次 1 丸，一日 2~3 次。颗粒剂：开水冲服，一次 15g 或 5g（含乳糖），一日 3 次；重症者加服 1 次。片剂：口服，一次 4 片，一日 2~3 次。胶囊剂：口服，一次 4 粒，一日 2~3 次。软胶囊剂：口服，一次 2 粒，一日 3 次。合剂：口服，一次 10ml，一日 3 次。

【临床应用】主要用于睑缘炎、腮腺炎、感冒等。①治疗睑缘炎 24 例（29）眼,常规抗生素眼药点眼后,将银翘解毒片研粉与红霉素眼膏适量搅拌成糊状予局部眼睑皮肤热敷,10 天为一个疗程,化脓后切开排脓,痊愈 16 例,显效 10 例,无效 3 例,总有效率为 89.66%［甘肃中医,2009,22（5）:24］;②银翘解毒丸内服加中药膏外敷治疗流行性腮腺炎 62 例,用药 1 个疗程治愈 38 例,其余 2 个疗程治愈,总有效率为 100%,且疗效可靠、费用低廉［中医外治杂志,2010,19（3）:23］;③治疗外感发热（风热证）,15 例患者中临床治愈 4 例、显效 5 例、有效 2 例,总有效率为 73.33%［针灸临床杂志,2015,31（01）:4-7］。

【不良反应】有报道用该处方会引起儿童厌食、寒战、恶心、呕吐等不良反应［中药材,2016,39（04）:908—910］。

【注意事项】①本品疏风解表、清热解毒,风寒感冒者慎用;②孕妇慎用;③服药期间忌烟酒及辛辣、生冷、油腻食物;④本品含甘草,不宜与海藻、大戟、甘遂、芫花同用。

湿毒清胶囊

Shiduqing Jiaonang

《中华人民共和国药典》2015 年版一部

【药物组成】地黄、当归、苦参、白鲜皮、土茯苓、蝉蜕、丹参、黄芩、甘草。

【功能主治】养血润肤,祛风止痒。用于血虚风燥所致的风疹瘙痒,症见皮肤干燥、脱屑、瘙痒,伴有抓痕、血痂、色素沉着;皮肤瘙痒症见上述症候者。

【辨证要点】睑缘炎:睑缘红赤反复发作,皮肤燥裂或有脱屑,痒涩不适;舌质淡,苔薄黄,脉细。

【剂型规格】胶囊剂,每粒装 0.5g。

【用法用量】口服。一次 3~4 粒,一日 3 次。

【临床应用】主要用于睑缘炎等。

【不良反应】联合依诺沙星预防膀胱壁瓣输尿管成形术术后感染 40 例,治疗过程中,观察组出现皮疹 2 例、静脉炎 3 例、恶心和头晕各 1 例,总发生率为 17.50%〔中国药业,2014, 23 (16): 114〕。

【注意事项】①湿热俱盛或火热炽盛者慎用;②过敏体质者慎用;③忌食辛辣、海鲜食物。

第二节 急性细菌性结膜炎

急性细菌性结膜炎是以显著的结膜充血、脓性或黏液脓性分泌物为特征的疾病,是由细菌感染引起的一种急性流行性眼疾病,又称急性卡他性结膜炎(acute catarrhal conjunctivitis),俗称"红眼病"。本病潜伏期短,发病急,属接触性传染病,传染性强,呈暴发或流行趋势。本病属中医"暴风客热"等范畴。

治疗本病的中成药主要有牛黄解毒丸(胶囊、软胶囊、片)、明目上清片、香菊胶囊(片)、复方熊胆滴眼液、凉解感冒合剂、清肺抑火丸、银翘解毒丸(颗粒、片、胶囊、软胶囊、合剂)、板蓝根滴眼液、珍珠明目滴眼液。

牛黄解毒丸(胶囊、软胶囊、片)
Niuhuang Jiedu Wan(Jiaonang、Ruanjiaonang、Pian)
《中华人民共和国药典》2015 年版一部
《中华人民共和国药典临床用药须知:
中药成方制剂卷》2015 年版

【药物组成】人工牛黄、黄芩、大黄、石膏、雄黄、桔梗、冰片、甘草。

【功能主治】清热解毒。用于火热内盛,咽喉肿痛,牙龈肿痛,口舌生疮,目赤肿痛。

【辨证要点】①急性细菌性结膜炎:患眼灼热疼痛,刺痒较重,怕热畏光,球结膜红赤甚至水肿;兼见恶风发热,头痛鼻塞,口渴,便秘,溲赤;苔黄,脉数。②口腔炎、口腔溃疡:口热生疮,疼痛剧烈,反复发作,口干喜饮,大便秘结;舌质红苔黄,脉沉实有力。③急性牙周炎、牙龈炎:牙龈红肿疼痛,发热,甚至牵引头痛,日轻夜重,口渴引饮,大便燥结,小便黄赤,或面颊红肿、颌下瘰疬疼痛;苔黄,脉滑数有力。④急性咽炎:咽痛红肿,壮热,烦渴,大便秘结,腹胀,胸满,小便赤黄;舌红苔黄,脉滑数有力。

【剂型规格】丸剂:水蜜丸,每100丸重5g;大蜜丸,每丸重3g。胶囊剂:每粒装①0.3g(小粒);②0.4g(大粒)。软胶囊剂:每粒装0.4g。片剂:片芯重0.27g。

【用法用量】口服。丸剂:水蜜丸一次2g,大蜜丸一次1丸,一日2~3次。胶囊剂:小粒一次3粒,大粒一次2粒,一日2~3次。软胶囊剂:一次4粒,一日2~3次。片剂:一次3片,一日2~3次。

【临床应用】主要用于急性细菌性结膜炎、口腔炎、口腔溃疡、急性牙周炎、牙龈炎、急性咽炎等。

【不良反应】①89例病例包含不良反应临床表现216例次,涉及多个系统器官,主要有皮肤及其附件损害、全身性损害、胃肠系统损害、精神和神经系统损害、心血管系统损害、呼吸系统损害、泌尿系统损害、血液系统损害等。其中由过敏反应引起的皮肤及附件损害和全身性损害最多,占44.39%,有1例过敏性休克死亡,12例入院治疗后痊愈或恢复,其余停药后症状自行缓解或消失[中国药物警戒,2016,13(6):360]。②2012年1月至2015年8月门诊处方中使用牛黄解毒丸(片)治疗的处方2400张(2400例患者),因牛黄解毒丸(片)发生不良反应的患者共56例,统计56例患者的不良反应类型,发生过敏反应17例,占30.36%;消化系统反应12例,占21.43%;呼吸系统反应10例,占17.86%;神经系统反应8例,占14.29%;泌尿系统反应 6 例,占 10.71%;成瘾 3 例,占 5.36%［药事分析,2016（5）: 27］。

【注意事项】①虚火上炎所致的口疮、牙痛、喉痹者慎用;②脾胃虚弱者慎用;③本品含有雄黄,不宜过量、久服。④本品含有雄黄,不可与胃蛋白酶、胰酶、多酶、淀粉酶等酶制剂及硝酸盐、硫酸盐、亚铁盐、亚硝酸盐等西药联用;不宜与利尿药如噻嗪类、依他尼酸钠、呋塞米等排钾利尿药联用;不宜与维生素 B_1 和维生素 B_6 同服。⑤本品含牛黄,不宜与水合氯醛、吗啡、苯巴比妥联用。⑥本品含石膏,不宜与四环素、多西环素、米诺环素、盐酸小檗碱、异烟肼、左旋多巴、泼尼松龙、硝苯地平等西药联用。⑦本品含甘草,不宜与海藻、大戟、甘遂、芫花同用。

板蓝根滴眼液

Banlangen Diyanye

《国家医保药品手册》（2017 年版）

【药物组成】板蓝根。

【功能主治】清热解毒。用于暴风客热、热重于风证的白睛红赤、眼睑红肿、眵多胶黏、灼热畏光。

【辨证要点】急性细菌性结膜炎:患眼灼热疼痛较重,怕热畏光,分泌物多而黏稠,流泪,眼睑红肿,结膜充血,伴口渴、便秘溲赤;舌红苔黄,脉数。

【剂型规格】滴眼剂,每支装 8ml。

【用法用量】滴入眼睑内。一次 1~2 滴,一日 6 次。

【临床应用】主要用于急性细菌性结膜炎等。治疗急性细菌性结膜炎 100 例,痊愈 75 例,显效 15 例,有效 7 例,无效 3 例,总有效率为 90.0%［中药材,2007（1）: 120-122］。

【不良反应】偶见轻度异物感、轻度刺痛等眼局部刺激,闭目片刻多可缓解［中药材,2007（1）: 120-122］。

【注意事项】①如有混浊,请勿使用;②忌食辛辣食物。

明目上清片

Mingmu Shangqing Pian

《中华人民共和国药典》2015 年版一部

【药物组成】薄荷、蝉蜕、车前子、陈皮、赤芍、当归、甘草、黄连、黄芩、蒺藜、荆芥、桔梗、菊花、连翘、麦冬、石膏、熟大黄、天花粉、玄参、栀子、枳壳。

【功能主治】清热散风,明目止痛。用于外感风热所致的暴发火眼、红肿作痛、头晕目眩、眼边刺痒、大便燥结、小便赤黄。

【辨证要点】急性细菌性结膜炎:痒涩交作,灼热感,畏光,结膜充血,黏液或水样分泌物,眼睑微肿等;或伴有恶风发热、头痛鼻塞;舌质红,苔薄白或微黄,脉浮数。

【剂型规格】片剂:①素片,每片重 0.6g;②薄膜衣片,每片重 0.63g。

【用法用量】口服。一次 4 片,一日 2 次。

【临床应用】主要用于急性细菌性结膜炎等。

【注意事项】①孕妇忌用;②素体脾胃虚弱者慎用;③服药期间忌食辛辣干燥,油腻黏滞食物。

珍珠明目滴眼液

Zhenzhu Mingmu Diyanye

《中华人民共和国药典临床用药须知:
中药成方制剂卷》2015 年版

【药物组成】珍珠液、冰片。

【功能主治】清肝,明目,止痛。能改善眼胀、眼痛、干涩不舒、不能持久阅读等,用于慢性结膜炎、视疲劳、早期老年性白内障见上述症候者。

【辨证要点】①慢性结膜炎：眼痒刺痛，干涩不舒，隐涩难开，眼睑沉重；②视疲劳：不能久视，久则模糊、串行、复视，甚则头痛、眩晕、眼胀痛。

【剂型规格】滴眼剂，每瓶装：①8ml；②15ml。

【用法用量】滴于眼睑内，一次 1~2 滴，一日 3~5 次；必要时可酌情增加。

【临床应用】主要用于慢性结膜炎及视疲劳等。配合药膳治疗慢性结膜炎 45 例，痊愈 5 例，显效 19 例，有效 16 例，无效 5 例，总有效率为 88.9%［临床医学工程，2011，18（1）：84-85］。

【注意事项】①滴入后沙涩磨痛、流泪频频者停用；②用药后有眼痒，眼睑皮肤潮红，结膜水肿者停用，并到医院就诊。

香菊胶囊（片）

Xiangju Jiaonang（Pian）

《中华人民共和国药典临床用药须知：
中药成方制剂卷》2015 年版

【药物组成】化香树果序（除去种子）、夏枯草、黄芪、防风、辛夷、野菊花、白芷、川芎、甘草。

【功能主治】祛风通窍，解毒固表。用于风热袭肺、表虚不固所致的急、慢性鼻窦炎，鼻炎。

【辨证要点】①急性细菌性结膜炎：患眼灼热疼痛，刺痒较重，怕热畏光，球结膜红赤甚至水肿；兼见恶风发热，头痛鼻塞，口渴，便秘，溲赤；苔黄，脉数。②急、慢性鼻窦炎：发病急，鼻塞，涕黄或白黏，量少。检查见眼内黏膜红肿，中鼻道有稠涕，窦窍部位压痛；或伴有头痛、发热、恶风；舌质红，苔薄黄，脉浮数。③慢性鼻炎：鼻塞时轻时重，或交替性鼻塞，冷则塞减，鼻气灼热，鼻涕色黄量少，嗅觉减退；伴有头昏不清，咳嗽痰黄，时有胸中烦热；舌尖红，苔薄黄，脉浮无力。

【剂型规格】胶囊剂：每粒装 0.3g。片剂：每素片重 0.3g。

【用法用量】口服。胶囊剂：一次 2~4 粒，一日 3 次。片剂：一次 2~4 片，一日 3 次。

【临床应用】主要用于急性细菌性结膜炎、急慢性鼻窦炎、慢性鼻炎等。

【注意事项】①虚寒者及胆腑郁热所致的鼻渊慎用；②服药期间戒烟酒，忌辛辣食物。

复方熊胆滴眼液

Fufang Xiongdan Diyanye

《中华人民共和国药典》2015 年版一部

【药物组成】熊胆粉、天然冰片。

【功能主治】清热降火，退翳明目。用于肝火上炎、热毒伤络所致的白睛红赤、眵多、羞明流泪；急性细菌性结膜炎、流行性角结膜炎见上述症候者。

【辨证要点】急性细菌性结膜炎：白睛红赤，灼热磨涩，眼眵色黄黏稠，晨起胶结难睁。

【剂型规格】滴眼剂：①每瓶装 5ml；②每瓶装 8ml；③每瓶装 12ml。

【用法用量】滴眼。一次 1~2 滴，一日 6 次；或遵医嘱。

【临床应用】主要用于急性细菌性结膜炎、单纯疱疹病毒性角膜炎、老年眼干燥症等。①抗病毒药物联合复方熊胆滴眼液治疗单纯疱疹病毒性角膜炎 42 例（49 眼），显效 17 眼，有效 28 眼，无效 4 例，复发 2 例，治疗的总有效率为 91.84%，可以迅速控制炎症，促进痊愈，具有较好的临床效果，且复发率低［贵阳中医学院学报，2012，34（2）：72］；②复方熊胆滴眼液联合眼睑按摩治疗老年眼干燥症 50 例，显效 30 例，有效 16 例，无效 4 例，总有效 46 例，治疗的总有效率为 92%［河北中医，2014，36（7）：1050］。

【注意事项】①本品用于传染性眼病,应避免瓶口污染。②本品含熊胆,不宜与奎尼丁同用。

凉解感冒合剂

Liangjie Ganmao Heji

《中华人民共和国药典临床用药须知:
中药成方制剂卷》2015 年版

【药物组成】大青叶、牛蒡子、薄荷、紫荆皮、马勃、荆芥、桔梗。

【功能主治】辛凉解表,疏风清热。用于风热感冒引起的发热、恶风、头痛、鼻塞流涕、咳嗽、咽喉肿痛。

【辨证要点】急性细菌性结膜炎:患眼痒涩交作,灼热感,畏光,结膜充血,黏液或水样分泌物,眼睑微肿等;可伴有恶风发热,头痛鼻塞;舌质红,苔薄白或微黄,脉浮数。

【剂型规格】口服液,每支装 10ml。

【用法用量】口服。一次 10ml,一日 2 次。

【临床应用】主要用于急性细菌性结膜炎等。

【注意事项】服药期间忌食辛辣、油腻食物。

银翘解毒丸(颗粒、片、胶囊、软胶囊、合剂)

Yinqiao Jiedu Wan(Keli、Pian、Jiaonang、Ruanjiaonang、Heji)

《中华人民共和国药典》2015 年版一部
《中华人民共和国卫生部药品标准中药成方制剂第十四册》
《中华人民共和国药典临床用药须知:
中药成方制剂卷》2015 年版

【药物组成】【功能主治】【剂型规格】【用法用量】【注意事项】参见第一章第一节睑缘炎中的银翘解毒丸(颗粒、片、胶囊、软胶囊、合剂）。

【辨证要点】急性细菌性结膜炎：患眼灼热疼痛较重,怕热畏光,分泌物多而黏稠,流泪,眼睑红肿,结膜充血;可兼有口渴、便秘溲赤;苔黄,脉数。

【临床应用】主要用于急性细菌性结膜炎等。

【不良反应】①有报道用该处方治疗儿童水痘 79 例,引起 7 例出现儿童厌食、寒战、恶心、呕吐等症状［中药材,2016（04）:908-910］;②有文献报道服用银翘解毒丸后偶可引起过敏反应,表现为荨麻疹样皮疹、多形红斑性药疹、药物性皮炎等［中国中药杂志,2003,28（4）:384］;③有心慌、胸闷、憋气、呼吸困难、大汗淋漓、面色苍白、眼前发黑、恶心呕吐等症状［药物不良反应杂志,2002,6（6）:373］。

清肺抑火丸

Qingfei Yihuo Wan

《中华人民共和国药典》2015 年版一部

【药物组成】黄芩、栀子、黄柏、浙贝母、桔梗、前胡、苦参、知母、天花粉、大黄。

【功能主治】清肺止咳,化痰通便。用于痰热阻肺所致的咳嗽、痰黄黏稠、口干咽痛、大便干燥。

【辨证要点】急性细菌性结膜炎：患眼灼热疼痛较重,怕热畏光,分泌物多而黏稠,流泪,眼睑红肿,结膜充血;可兼有口渴、便秘溲赤;苔黄,脉数。

【剂型规格】丸剂:大蜜丸,每丸重 9g;水丸,每袋装 6g。

【用法用量】口服。大蜜丸一次 1 丸,水丸一次 6g,一日2~3 次。

【临床应用】主要用于急性细菌性结膜炎等。

【注意事项】①风寒咳嗽或脾胃虚弱者慎用;②孕妇慎用;

③服药期间饮食宜清淡,忌食生冷、辛辣、燥热食物,忌烟酒;④本品含浙贝母、天花粉,不宜与川乌、草乌、附子同用;⑤本品含苦参,不宜与藜芦同用。

第三节　流行性角结膜炎

流行性角结膜炎是以结膜高度充血、水肿,结膜出现大量滤泡,尚可有假膜形成和结膜下点状出血,并出现角膜上皮点状浸润为特征的疾病。由腺病毒 8、19、29 和 37 型(人腺病毒 D 亚组)引起,以腺病毒 8 型感染最常见。本病传染性极强,发病急骤。本病属中医"天性赤眼暴翳""暴赤生翳"等范畴。

治疗本病的中成药主要有龙胆泻肝丸(大蜜丸、水丸、颗粒、片、口服液)、苦甘颗粒、复方熊胆滴眼液、复明片、银翘解毒丸(颗粒、片、胶囊、软胶囊、合剂)、麝香牛黄丸(大蜜丸、水蜜丸、小蜜丸)、八宝眼药、消朦眼膏、鱼腥草滴眼液、夏天无滴眼液。

八宝眼药

Babao Yanyao

《中华人民共和国药典临床用药须知:
中药成方制剂卷》2015 年版

【药物组成】炉甘石(三黄汤飞)、地栗粉、熊胆、硼砂(炒)、冰片、珍珠、朱砂、海螵蛸(去壳)、麝香。

【功能主治】消肿止痛,退翳明目。用于肝胃火盛所致的目赤肿痛、眼缘溃烂、畏光怕风、眼角涩痒。

【辨证要点】①流行性角结膜炎、急性出血性结膜炎:双眼白睛红赤,水肿隆起,有点片状出血,灼热涩痛,畏光流泪;②眦部睑缘炎、溃疡性睑缘炎:畏光,眦角及睑缘潮红,刺痛涩痒,有灰白色鳞屑,或在睫毛根部及周围有黄色脓点及痂皮,或并发眼睑湿疹,甚则常渗脓水。

【剂型规格】散剂,每瓶装 0.3g。

【用法用量】眼用,洗净患处,将药粉少许点入眼角,合眼片刻。一日 2~3 次。

【临床应用】主要用于流行性角结膜炎、急性出血性结膜炎、眦部睑缘炎、溃疡性睑缘炎等。

【注意事项】①孕妇慎用;②本药需摇匀后再用,用药后将瓶口封紧;③忌烟酒和辛辣、鱼腥等刺激性食物。

龙胆泻肝丸(大蜜丸、水丸、颗粒、片、口服液)

Longdan Xiegan Wan(Damiwan、Shuiwan、Keli、Pian、Koufuye)

《中华人民共和国药典》2015 年版一部
《中华人民共和国药典临床用药须知:
中药成方制剂卷》2015 年版

【药物组成】【功能主治】【剂型规格】【用法用量】【注意事项】参见第一章第一节睑缘炎中的龙胆泻肝丸(大蜜丸、水丸、颗粒、片、口服液)。

【辨证要点】①流行性角结膜炎:黑睛病变较重,星翳簇生,畏光流泪,视物模糊,抱轮红;或见口苦咽干,便秘溲赤;舌质红,苔黄,脉弦数。②急性结膜炎:目赤肿痛,头痛,口苦,烦躁易怒,小便黄赤,大便秘结;舌红苔黄,脉弦数。③外耳道疖肿:耳肿疼痛,口苦咽干,小便黄赤,大便秘结;舌红苔黄,脉弦数。④神经性耳聋:耳鸣如风雷声,耳聋时轻时重,每于郁怒之后加重,头痛,眩晕,心烦易怒;舌红苔黄,脉弦数。⑤化脓性中耳炎:耳内流脓,色黄而稠,耳内疼痛,听力减退;舌红苔黄,脉弦数。

【临床应用】主要用于流行性角结膜炎、急性结膜炎、细菌性角膜炎、外耳道疖肿、神经性耳聋、化脓性中耳炎等。治疗肝胆火盛型细菌性角膜炎 30 例,结果 22 例全部治愈、6 例显效、1 例好转,总有效率为 96.67%,有效率明显高于对照组给予硫酸阿托品眼膏的治疗效果[河南中医, 2017, 37（4）: 696]。

【不良反应】对 2004—2014 年因服用龙胆泻肝丸引起肾损害的药品不良反应报表进行分析提取,共计 32 例[中国药物应用与监测, 2015, 4（3）: 231]。

苦甘颗粒

Kugan Keli

《中华人民共和国药典临床用药须知：
中药成方制剂卷》2015 年版

【药物组成】金银花、薄荷、蝉蜕、黄芩、麻黄、苦杏仁、桔梗、浙贝母、甘草。

【功能主治】疏风清热,宣肺化痰,止咳平喘。用于风热感冒及风温肺热引起的恶风,发热,头痛,咽痛,咳嗽,咳痰,气喘。

【辨证要点】流行性角结膜炎：白睛混赤水肿,口渴便干,耳前多伴有臖核,按之疼痛；舌质干,苔燥,脉数有力。

【剂型规格】颗粒剂,每袋装 4g。

【用法用量】开水冲服。一次 8g,一日 3 次；小儿酌减或遵医嘱。

【临床应用】主要用于流行性角结膜炎等。

【不良反应】空腹服用苦甘颗粒致急性腹痛 1 例[人民军医, 2010, 53（1）: 31]。

【注意事项】①风寒感冒者慎用；②孕妇慎用；③服药期间忌食辛辣、生冷、油腻食物；④本品含麻黄,高血压、青光眼患者慎用。

鱼腥草滴眼液

Yuxingcao Diyanye

《中华人民共和国药典》2015 年版一部

【药物组成】鲜鱼腥草。

【功能主治】清热,解毒,利湿。用于风热疫毒上攻所致的暴风客热、天行赤眼、天行赤眼暴翳,症见两眼刺痛、目痒、流泪;流行性角结膜炎、急性卡他性结膜炎见上述症候者。

【辨证要点】①流行性角结膜炎:白睛混赤水肿,伴口渴、便干;舌质干,苔燥,脉数有力。②急性卡他性结膜炎:目痒不休,灼热微痛,异物感,羞明流泪,眼眵色白,形如黏丝,白睛红赤,色污红或污秽灰黄,重者黑白睛交界处呈灰黄色胶样隆起;舌红,苔薄黄,脉浮或数。

【剂型规格】滴眼剂,每瓶装 8ml。

【用法用量】滴入眼睑内,一次 1 滴,一日 6 次。治疗流行性角结膜炎,10 天为 1 个疗程;治疗急性卡他性结膜炎,7 天为 1 个疗程。

【临床应用】主要用于流行性角结膜炎及急性细菌性结膜炎等。①治疗流行性角结膜炎 60 例,显效 52 例,有效 4 例,无效 4 例,总有效率 93.33%[江西医药,2017,52(7):678-680,682];②治疗急性细菌性结膜炎 30 例,治愈 18 例,显效 6 例,有效 4 例,无效 2 例,总有效率 93.33%[中国社区医师,2015,31(32):83,85]。

【注意事项】对鱼腥草过敏者禁用。

复明片

Fuming Pian

《中华人民共和国药典》2015 年版一部

【药物组成】酒萸肉、枸杞子、菟丝子、女贞子、熟地黄、地黄、石斛、决明子、木贼、夏枯草、黄连、菊花、谷精草、牡丹皮、羚羊角、蒺藜、石决明、车前子、木通、泽泻、茯苓、槟榔、人参、山药。

【功能主治】滋补肝肾，养明生津，清肝明目。用于肝肾阴虚所致的羞明畏光、视物模糊；青光眼及初、中期白内障见上述症候者。

【辨证要点】①流行性角结膜炎：黑睛病变较重，星翳簇生，畏光流泪，视物模糊，抱轮红；兼见口苦咽干、便秘溲赤；舌质红，苔黄，脉弦数。②青光眼：初起自觉眼球作胀，甚则额角偏痛，鼻根部酸痛；检查眼压在正常范围内或稍高，视野有相应缺损，多发作于疲劳或郁怒之后。③老年性白内障：50 岁以上的老年人双眼同时或先后发病，早期眼前可有不动之小黑点，视物有轻烟薄雾遮挡，视力逐渐下降，后期瞳神渐渐变为淡白色或深棕色，直至失明。

【剂型规格】片剂：①薄膜衣片，每片重 0.31g；②糖衣片，片芯重 0.3g。

【用法用量】口服。一次 5 片，一日 3 次。

【临床应用】主要用于流行性角结膜炎、青光眼、初中期白内障、糖尿病视网膜病变、眼干燥症等。①治疗糖尿病视网膜病变视网膜光凝术后临床观察 69 例，显效 25 例，有效 37 例，无效 7 例，总有效率为 89.9%，治疗组明显优于对照组［湖南中医药大学学报，2016，36（1）：65］；②复明片联合维生素 C 治疗眼干燥症 100 例，结果 66 例显效，23 例有效，总有效率 89.0%［中国煤炭工业医学杂志,2015,18(5):717]。

【不良反应】不良反应1例,服用复明片1小时后即出现头晕、下肢疼痛不适。第2天坚持继续服用,下肢疼痛加重,静脉曲张明显,原静脉曲张手术刀口处疼痛尤著[药物不良反应杂志,2013,32(1):1670]。

【注意事项】①阴虚阳亢者慎用;②体虚者慎用;③孕妇慎用;④忌食辛辣刺激食物;⑤本品含有人参,不宜与藜芦、五灵脂同用。

复方熊胆滴眼液
Fufang Xiongdan Diyanye
《中华人民共和国药典》2015年版一部

【药物组成】【功能主治】【剂型规格】【用法用量】【注意事项】参见第一章第二节急性细菌性结膜炎中的复方熊胆滴眼液。

【辨证要点】①流行性角结膜炎:黑睛病变较重,星翳簇生,畏光流泪,视物模糊,抱轮红;兼见口苦咽干、便秘溲赤;舌质红,苔黄,脉弦数。②急性细菌性结膜炎:白睛红赤,灼热磨涩,眼眵色黄黏稠,晨起胶结难睁。

【临床应用】主要用于流行性角结膜炎、急性细菌性结膜炎、单纯疱疹病毒性角膜炎、老年眼干燥症等。①抗病毒药物联合复方熊胆滴眼液治疗单纯疱疹病毒性角膜炎42例(49眼),显效17眼,有效28眼,无效4眼,复发2眼,治疗的总有效率为91.84%,可以迅速控制炎症,促进痊愈,具有较好的临床效果,且复发率低,值得在临床应用[贵阳中医学院学报,2012,34(2):72];②复方熊胆滴眼液联合眼睑按摩治疗老年眼干燥症50例,显效30例,有效16例,无效4例,总有效46例,治疗的总有效率为92%[河北中医,2014,36(7):1050]。

消朦眼膏

Xiaomeng Yangao

《国家医保药品手册》（2017 年版）

【药物组成】珍珠粉、冰片、硼砂。

【功能主治】用于角膜炎症、角膜溃疡所致的角膜瘢痕（角膜白斑、云翳、斑翳）及角膜混浊。

【辨证要点】角膜炎症、角膜溃疡：眼中生赤脉，冲贯黑睛及有花翳。

【剂型规格】眼用制剂，每支装 2.5g。

【用法用量】涂于结膜囊内，涂后最好作温热敷 30 分钟，一次适量（如绿豆大小），一日 2~4 次。

【临床应用】主要用于流行性角结膜炎、角膜溃疡等。

【注意事项】眼压高者忌热敷。

银翘解毒丸（颗粒、片、胶囊、软胶囊、合剂）

Yinqiao Jiedu Wan（Keli、Pian、Jiaonang、
Ruanjiaonang、Heji）

《中华人民共和国药典》2015 年版一部
《中华人民共和国卫生部药品标准中药成方制剂第十四册》
《中华人民共和国药典临床用药须知：
中药成方制剂卷》2015 年版

【药物组成】【功能主治】【剂型规格】【用法用量】【注意事项】参见第一章第一节睑缘炎中的银翘解毒丸（颗粒、片、胶囊、软胶囊、合剂）。

【辨证要点】流行性角结膜炎：白睛混赤水肿，口渴便干，耳前多伴有瘰核,按之疼痛;舌质干,苔燥,脉数有力。

【临床应用】主要用于流行性角结膜炎等。

麝香牛黄丸（大蜜丸、水蜜丸、小蜜丸）
Shexiang Niuhuang Wan（Damiwan、Shuimiwan、Xiaomiwan）
《中华人民共和国药典临床用药须知:
中药成方制剂卷》2015年版

【药物组成】金银花、连翘、黄连、黄芩、黄柏、栀子、石膏、大黄、人工牛黄、人工麝香、冰片、薄荷脑、朱砂、雄黄、麦冬、当归、赤芍、防风、钩藤、桔梗、甘草。

【功能主治】清热解毒。用于热毒内盛所致的头晕目赤,咽干咳嗽,风火牙疼,大便秘结。

【辨证要点】①流行性角结膜炎:黑睛病变较重,星翳簇生,畏光流泪,视物模糊,抱轮红;兼见口苦咽干、便秘溲赤;舌质红,苔黄,脉弦数。②牙周炎:牙痛,牙龈红肿,口干,便秘;舌红,脉滑数。

【剂型规格】丸剂:大蜜丸,每丸重3g;水蜜丸,每丸重2g;小蜜丸,每6丸重1g。

【用法用量】口服。大蜜丸一次1丸;水蜜丸一次2g;小蜜丸一次3g;一日2~3次。

【临床应用】主要用于流行性角结膜炎、牙周炎等。

【注意事项】①冷积便秘者慎用;②虚火牙痛者慎用;③服药期间忌食辛辣、油腻食物;④孕妇禁用。

第四节　单纯疱疹病毒性角膜炎

单纯疱疹病毒性角膜炎是Ⅰ型单纯疱疹病毒感染所致的角膜病,角膜可表现为树枝状、地图状、盘状,能导致潜伏感染,迁延不愈。严重者可波及虹膜,引起虹膜炎,甚则瞳孔粘连。病位较深者,愈后黑睛遗留瘢痕翳障,可影响视力,甚至失明。本病属中医"聚星障"的范畴。

治疗本病的中成药主要有当归龙荟丸、抗病毒口服液、知柏地黄丸(浓缩丸)、板蓝根颗粒(茶、糖浆)、柴胡注射液、黄连羊肝丸、双黄连滴眼剂。

双黄连滴眼剂

Shuanghuanglian Diyanji

《中华人民共和国药典》2015年版一部

【药物组成】连翘、金银花、黄芩。

【功能主治】驱风清热,解毒退翳。用于风邪热毒型单纯疱疹病毒性树枝状角膜炎。

【辨证要点】单纯疱疹病毒性角膜炎:眼痛,羞明流泪,抱轮红赤,黑睛浅层点状混浊或深层混浊,伴头痛、鼻塞;舌红,苔薄黄,脉浮数。

【剂型规格】滴眼剂,每支装60mg;滴眼溶剂,每支装5ml。

【用法用量】滴入眼睑内(临用前将1支药粉与1支溶剂配制成溶液,使充分溶解后使用)。一次1~2滴,一日4次。4周为1个疗程。

【临床应用】主要用于单纯疱疹病毒性角膜炎等。联合更昔洛韦眼用凝胶治疗单纯疱疹病毒性角膜炎68例,痊愈32例,好转30例,无效6例,有效率91.18%[现代诊断与治疗,2015,26(5):1026–1027]。

【注意事项】①对本品过敏者忌用;②在使用过程中如药液发生混浊,应停止使用;配制好的滴眼液,应在1个月内用完,不宜久存后使用;③药粉与溶剂混匀后,残留于玻璃瓶内的药液量在计量范围之外,请勿刻意取净;④取塞、扣接、混合过程中应避免瓶口污染。

当归龙荟丸

Danggui Longhui Wan

《中华人民共和国药典》2015 年版一部

【药物组成】龙胆(酒炙)、酒大黄、芦荟、酒黄连、酒黄芩、盐黄柏、栀子、青黛、酒当归、木香、人工麝香。

【功能主治】泻火通便。用于肝胆火旺,心烦不宁,头晕目眩,耳鸣耳聋,胁肋疼痛,脘腹胀痛,大便秘结。

【辨证要点】单纯疱疹病毒性角膜炎:患眼涩痛,灼热畏光,热泪频流,白睛混赤,黑睛生翳,扩大加深,呈树枝状或地图状;或兼见胁痛、口苦咽干、尿黄;舌质红,脉弦数。

【剂型规格】丸剂,每袋重 6g。

【用法用量】口服。一次 6g,一日 2 次。

【临床应用】主要用于单纯疱疹病毒性角膜炎等。

【注意事项】①冷积者、冷秘慎用;②寒体脾虚、年迈体虚者慎用;③忌食辛辣油腻食物;④孕妇禁用。

抗病毒口服液

Kangbingdu Koufuye

《中华人民共和国药典》2015 年版一部

【药物组成】板蓝根、石膏、知母、连翘、地黄、郁金、石菖蒲、广藿香、芦根。

【功能主治】清热祛湿,凉血解毒。用于风热感冒、温病发热及上呼吸道感染,流行性感冒、腮腺炎病毒感染疾病。

【辨证要点】单纯性疱疹病毒角膜炎:风热或风湿所致的双眼眵泪胶黏,黑睛深层生翳,或病情缠绵,反复发作;伴头重胸闷、口黏纳呆；舌红，苔黄腻，脉滑数等。

【剂型规格】口服液，每支装 10ml。

【用法用量】口服。一次 10ml，一日 2~3 次（早饭前和午饭、晚饭后各服 1 次）；小儿酌减。

【临床应用】主要用于单纯性疱疹病毒角膜炎、疱疹性口炎、疱疹性咽峡炎等。①联合康复新液治疗儿童疱疹性口炎：45 例患者中显效 35 例，有效 8 例，无效 2 例，总有效率为 95.6%［中国卫生产业，2014，11（08）：3］；②治疗小儿疱疹性咽峡炎：68 例患者中显效 47 例，有效 15 例，无效 6 例，总有效率为 91.18%［中国实用医药，2014，9（30）：163］。

【不良反应】①有文献报道治疗小儿流行性感冒出现消化道反应、上腹部不适、头痛的现象［药物与临床，2015，26（22）：5116］；②有文献报道口服本品引起头晕、头痛［现代中西医结合杂志，2004，13（15）：2061］。

【注意事项】①脾虚便溏者慎用；②本品含郁金，不宜与丁香同用；③临床症状较重、病程较长或合并有细菌感染的患者应加服其他治疗药物。

板蓝根颗粒（茶、糖浆）

Banlangen Keli（Cha、Tangjiang）

《中华人民共和国药典》2015 年版一部
《中华人民共和国药典临床用药须知：
中药成方制剂卷》2015 年版

【药物组成】板蓝根。

【功能主治】清热解毒，凉血利咽。用于肺胃热盛所致的咽喉肿痛，口咽干燥，腮部肿胀；急性扁桃体炎、腮腺炎见上述症候者。

【辨证要点】①单纯疱疹病毒性角膜炎：眼痛，羞明流泪，抱轮红赤，黑睛浅层点状混浊或深层混浊；兼见头痛鼻塞；舌质红，苔薄白,脉浮数。②急性咽炎:咽部红肿、疼痛、发热;舌红苔黄,脉数。③急性腮腺炎:发热、腮部肿胀;舌红苔黄,脉数。

【剂型规格】颗粒剂:①每袋装 5g(相当于饮片 7g);②每袋装 10g(相当于饮片 14g);③每袋装 3g(无蔗糖,相当于饮片 7g)。茶剂:每块重①10g;②15g。糖浆剂:每瓶装 100ml 或 120ml。

【用法用量】颗粒剂:一次 5~10g,或一次 3~16g(无蔗糖),一次 3~4 次。茶剂:开水冲服,一次 1 块,一日 3 次。糖浆剂:口服,一次 15ml,一日 3 次。

【临床应用】主要用于单纯疱疹病毒性角膜炎、急性咽炎、急性腮腺炎等。

【不良反应】①治疗呼吸道感染,患儿服用板蓝根颗粒,数小时之后出现溶血反应;治疗患有腮腺炎的患儿 1 例,患者出现恶心、呕吐,大便呈黑色,呕吐物伴有血块,严重损害患者的消化系统 [中西医结合心血管病杂志,2016,4(15):95]。②1994—2004 年国内医学期刊报道应用板蓝根制剂所致的不良反应案例 29 例,以儿童为多,临床表现主要为过敏反应,严重者出现过敏性休克 [中医临床研究,2004,5(14):22]。

【注意事项】①非实火热毒者忌服;②风寒感冒者,发热轻,无汗,鼻塞,流清涕,口不渴,咳吐稀白痰禁用;③孕妇、脾胃虚寒者慎用;④不宜与青霉素同用,以免增加过敏反应 [时珍国医国药,2005,16(8):808]。

知柏地黄丸(浓缩丸)

Zhibo Dihuang Wan(Nongsuowan)

《中华人民共和国药典》2015 年版一部

【药物组成】熟地黄、山茱萸(制)、山药、知母、黄柏、茯苓、泽泻、牡丹皮。

【功能主治】滋阴降火。用于阴虚火旺,潮热盗汗,口干咽痛,耳鸣遗精,小便短赤。

【辨证要点】①单纯性疱疹病毒角膜炎:眼内干涩不适,羞明减轻,抱轮微红,黑睛生翳日久,迁延不愈或时愈时发;常伴口干咽燥;舌质红少津,脉细或细数。②慢性咽炎:咽干不适,灼热,隐痛,咽痒干咳,有异物感,腰膝酸软,五心烦热。③神经性耳聋:耳鸣,眩晕,腰膝酸软。

【剂型规格】丸剂:大蜜丸,每丸重9g;浓缩丸,每10丸重1.7g。

【用法用量】口服。大蜜丸一次1丸,一日2次;浓缩丸一次8丸,一日3次。

【临床应用】主要用于单纯性疱疹病毒角膜炎、慢性咽炎、神经性耳聋等。

【不良反应】加味知柏地黄汤与小剂量甲巯咪唑联用治疗甲状腺功能亢进症50例,以白细胞减少、瘙痒、皮疹、肝功能衰退等为主的不良反应发生率为8.00%[航空航天医学杂志,2017,28(1):56]。

【注意事项】①气虚发热及实热者慎用;②感冒者慎用;③脾虚便溏、气滞中满者慎用;④服药期间忌食辛辣、油腻食物。

柴胡注射液

Chaihu Zhusheye

《中华人民共和国药典临床用药须知:
中药成方制剂卷》2015年版

【药物组成】柴胡。

【功能主治】清热解表。用于感冒、流行性感冒及疟疾的发热。

【辨证要点】单纯疱疹病毒性角膜炎:眼痛,羞明流泪,抱轮红赤,黑睛浅层点状混浊或深层混浊;兼见头痛鼻塞;舌质红,苔薄白,脉浮数。

【剂型规格】注射液,每支装 2ml。

【用法用量】肌内注射。一次 2~4ml,一日 1~2 次。

【临床应用】主要用于单纯性疱疹病毒性角膜炎、慢性咽炎等。①单纯性疱疹病毒性角膜炎 25 例,患者均获临床治愈,视力不同程度的提高,其中治疗 4 天治愈者(临床症状体征消失,视力复常)8 例,7 天治愈者 15 例,15 天治愈者 2 例,平均治愈日数为 6.5 天[湖北中医杂志,2001,23(10):36];②治疗慢性咽炎:67 例患者中治愈 7 例、显效 35 例、有效 16 例、无效 9 例,总有效率为 86.57%[医学理论与实践,2012,25(12):1877]。

【不良反应】文献报道本品的不良反应有过敏性休克;过敏性反应,如皮肤瘙痒、红肿发热、丘疹、皮疹;恶心、呕吐;晕厥、眩晕、心悸、神志不清;胸闷、气短、心律不齐、烦躁不安等[临床医药文献杂志,2016,3(6):1173]。

【注意事项】本品为退热解表药,无发热者不宜。

黄连羊肝丸

Huanglian Yanggan Wan

《中华人民共和国药典》2015 年版一部

【药物组成】黄连、龙胆、胡黄连、黄芩、黄柏、密蒙花、木贼、茺蔚子、夜明砂、炒决明子、煅石决明、柴胡、醋青皮、鲜羊肝。

【功能主治】泻火明目。用于肝火旺盛,目赤肿痛,视物昏暗,羞明流泪,翳肉攀睛。

【辨证要点】①单纯疱疹病毒性角膜炎:肝火旺盛所致的患眼涩痛,灼热畏光,热泪频流,白睛混赤,黑睛生翳,扩大加深,呈树枝状或地图状;或兼见肋痛、口苦咽干、尿黄;舌质红,脉弦数。②急性卡他性结膜炎:白睛红赤痛肿,眵多干结,目中灼热。③流行性角膜结膜炎：双眼发病，白睛红赤，可见片状出血，灼热涩痛，畏光流泪，少眵或无眵。④翼状胬肉：刺痒磨痛或轻度畏光。⑤球后视神经炎、视神经萎缩早期：眼外观正常而视力逐渐下降，昏眇不清，或伴有眼球疼痛。

【剂型规格】丸剂：①小蜜丸，每 100 丸重 20g；②大蜜丸，每丸重 9g。

【用法用量】口服。小蜜丸一次 18 丸，大蜜丸一次 1 丸，一日 1~2 次。

【临床应用】主要用于单纯疱疹病毒性角膜炎、急性卡他性结膜炎、流行性角膜结膜炎、翼状胬肉、眼干燥症、球后视神经炎、视神经萎缩早期等。配合西药外用治疗蒸发过强性眼干燥症 57 例（114 眼），治愈 22 人（44 眼），好转 25 人（50 眼），无效 10 人（20 眼），有效率为 82.46%［江西中医药，2008，8（39）：45］。

【注意事项】①阴虚火旺、体弱年迈、脾胃虚寒者慎用；②服药期间忌食辛辣肥甘食物；③本品苦寒，不可过量服用或久用。

第五节　眼 干 燥 症

眼干燥症是指以眼干燥感、异物感、疲劳感、不适感为特征的疾病。本病属中医"白涩症"的范畴。

治疗本病的中成药主要有杞菊地黄丸（口服液）、板蓝根颗粒（茶、糖浆）、养阴清肺膏（糖浆、口服液、丸）、芪明颗粒、双丹明目胶囊。

双丹明目胶囊

Shuangdan Mingmu Jiaonang

《国家医保药品手册》（2017 年版）

【药物组成】女贞子、墨旱莲、山茱萸、山药、丹参、三七、牡丹皮、泽泻、茯苓、红土茯苓、牛膝。

【功能主治】滋肾养肝,活血明目。用于肝肾阴虚,瘀血阻络所致的 2 型糖尿病视网膜病变单纯型。

【辨证要点】干眼症、2 型糖尿病视网膜病变单纯型:视物模糊、双目干涩、头晕耳鸣、口燥咽干、五心烦热、腰膝酸软等。

【剂型规格】胶囊剂,每粒装 0.5g。

【用法用量】口服。一次 4 粒,一日 3 次,饭后温开水送服。

【临床应用】主要用于干眼症、2 型糖尿病视网膜病变单纯型等。治疗糖尿病视网膜病变 40 例,治愈 16 例,显效 12 例,有效 10 例,无效 2 例,总有效率为 95%〔糖尿病新世界,2015（3）: 39〕。

【注意事项】①服用本药期间,应同时使用降糖药控制血糖;②临床试验期间个别病例服药后出现红色丘疹、胃脘不适、GPT 轻度升高,无法判断与药物的关系。

杞菊地黄丸（口服液）

Qiju Dihuang Wan（Koufuye）

《中华人民共和国药典》2015 年版一部
《中华人民共和国药典临床用药须知:
中药成方制剂卷》2015 年版

【药物组成】熟地黄、酒萸肉、山药、枸杞子、菊花、茯苓、泽泻、牡丹皮。

【功能主治】滋肾养肝。用于肝肾阴亏,眩晕耳鸣,羞明畏光,迎风流泪,视物昏花。

【辨证要点】①眼干燥症:双目干涩,羞明畏光;②视神经萎缩:视物不清,不能久视;③老年性白内障初期:视力缓慢下降,视物昏花,晶状体轻度混浊;④耳鸣,耳聋:耳鸣,耳聋,伴腰酸腰痛,口干咽燥,潮热,盗汗。

【剂型规格】丸剂：大蜜丸,每丸重9g。口服液：每支装10ml。胶囊剂：每粒装0.3g。

【用法用量】口服。大蜜丸一次1丸,一日2次。口服液：一次10ml,一日2次。

【临床应用】主要用于眼干燥症、视神经萎缩、老年性白内障初期、耳聋等。①治疗眼干燥症患者60例(120眼),结果104眼显效、有效12眼、无效4眼,总有效率为96.67%[中国中医眼科杂志,2012,22(3):174];②杞菊地黄丸联合普拉洛芬滴眼液治疗围绝经期眼干燥症36例,结果30例显效、4例有效、2例无效,总有效率为94.44%[甘肃医药,2017,36(2):142]。

【注意事项】①实火亢盛所致的头晕、耳鸣者慎用;②服药期间忌酸冷食物;③脾虚便溏者慎用。

芪明颗粒

Qiming Keli

《国家医保药品手册》(2017年版)

【药物组成】黄芪、葛根、地黄、枸杞子、决明子、茺蔚子、蒲黄、水蛭。

【功能主治】益气生津,滋养肝肾,通络明目。用于气阴亏虚,肝肾不足,目络瘀滞所致的2型糖尿病视网膜病变单纯型。

【辨证要点】干眼症、2型糖尿病视网膜病变单纯型：视物昏花,眼睛干涩,神疲乏力,五心烦热,自汗盗汗,口渴喜饮,便秘,腰膝酸软,头晕耳鸣。

【剂型规格】颗粒剂,每袋装4.5g。

【用法用量】开水冲服。一次1袋,一日3次。

【临床应用】主要用于干眼症及糖尿病视网膜病变。①治疗 2 型糖尿病患者干眼症 40 眼,显效 15 例,有效 14 例,无效 11 例,总有效率为 72.5%［中国实用医药,2017,12（19）:24-26］;②治疗非增殖期糖尿病视网膜病变 40 例,显效 35 例,有效 3 例,无效 2 例,恶化 0 例,总有效率为 95%［糖尿病新世界,2018,21（1）:185-186］。

【不良反应】个别患者用药后出现胃脘不适、皮疹、瘙痒等。

【注意事项】①服用本药期间仍需服用基础降糖药物,以便有效地控制血糖;②忌食辛辣、油腻食物。

板蓝根颗粒（茶、糖浆）
Banlangen Keli（Cha、Tangjiang）
《中华人民共和国药典》2015 年版一部
《中华人民共和国药典临床用药须知:
中药成方制剂卷》2015 年版

【药物组成】【功能主治】【剂型规格】【用法用量】【注意事项】参见第一章第四节单纯疱疹病毒性角膜炎中的板蓝根颗粒（茶、糖浆）。

【辨证要点】①眼干燥症:眼内干涩隐痛,眼眦部常有白色泡沫眼眵,白睛稍有赤脉,病程持久难愈;可伴有口黏或口臭、便秘不爽、溲赤而短;舌苔黄腻,脉濡数。②急性咽炎:喉核红肿,疼痛剧烈,或化脓,吞咽困难,发热;舌红,苔黄,脉数。③急性腮腺炎:发热、腮部肿胀;舌红苔黄,脉数。

【临床应用】主要用于眼干燥症、急性咽炎、急性腮腺炎等。

【不良反应】治疗呼吸道感染,患儿服用板蓝根颗粒,数小时之后出现溶血反应;治疗患有腮腺炎的患儿 1 例,患者出现恶心、呕吐,大便呈黑色,呕吐物伴有血块、严重损害患者的消化系统［中西医结合心血管病杂志,2016,4（15）:95］。

养阴清肺膏（糖浆、口服液、丸）

Yangyinqingfei Gao（Tangjiang、Koufuye、Wan）

《中华人民共和国药典》2015 年版一部
《中华人民共和国药典临床用药须知：
中药成方制剂卷》2015 年版

【药物组成】地黄、玄参、麦冬、白芍、牡丹皮、川贝母、薄荷、甘草。

【功能主治】养阴润燥，清肺利咽。用于阴虚肺燥，咽喉干痛，干咳少痰或痰中带血。

【辨证要点】结膜干燥症：肺阴不足所致的目珠干燥无光泽、干涩磨痛，口干鼻燥，大便干结；舌红少津，脉细数等。

【剂型规格】煎膏剂：每瓶装 100ml。糖浆剂：每瓶装①120ml；②60ml；③10ml。口服液：每支装 10ml。丸剂：水蜜丸，每 100 粒重 10g；大蜜丸，每丸重 9g。

【用法用量】口服。煎膏剂：一次 10~20ml，一日 2~3 次。糖浆剂：一次 20ml，一日 2 次。口服液：一次 10ml，一日 2~3 次。丸剂：水蜜丸一次 6g；大蜜丸一次 1 丸，一日 2 次。

【临床应用】主要用于眼干燥症等。

【不良反应】治肺结核患者发生不良反应 1 例［临床合理用药，2016，9（7）：44］。

【注意事项】①痰湿阻肺者慎用；②服药期间饮食宜清淡，忌食辛辣食物。

第六节　春季卡他性结膜炎

春季卡他性结膜炎是指双眼以睑缘奇痒、睑结膜出现大而扁平的乳头及角膜缘附近的结膜胶样增生为特征的疾病，按疾病发生部位分为睑结膜型、球结膜型和混合型。本病属中医"时复目痒"或"时复症"的范畴。

治疗本病的中成药主要有天麻首乌片、明目上清片、鱼金注射液、复方大青叶合剂、复方石斛片、茵栀黄口服液(软胶囊、泡腾片、胶囊、颗粒)。

天麻首乌片

Tianma Shouwu Pian

《中华人民共和国药典》2015 年版一部

【**药物组成**】天麻、白芷、何首乌、熟地黄、丹参、川芎、当归、炒蒺藜、桑叶、墨旱莲、女贞子、白芍、黄精、甘草。

【**功能主治**】滋阴补肾,养血息风。用于肝肾阴虚所致的头晕目眩、头痛耳鸣、口苦咽干、腰膝酸软、脱发、白发;脑动脉硬化、早期高血压、血管神经性头痛、脂溢性脱发见上述症候者。

【**辨证要点**】春季卡他性结膜炎:眼痒势轻,时作时止,白睛微红;舌质淡,脉细。或兼可见面色少华,头晕目眩;脉细。

【**剂型规格**】片剂,每片重 0.25g。

【**用法用量**】口服。一次 6 片,一日 3 次。

【**临床应用**】主要用于春季卡他性结膜炎等。

【**注意事项**】①感冒发热患者不宜服用;②湿热内蕴、痰火壅盛(表现为身重疲乏、神志昏沉、不思饮食、大便黏腻不爽、小便不利、烦热胸痛、口干唇燥、痰块很难咳出)者禁用;③忌不易消化的食物,食勿过饱;④饮食宜清淡、低盐、低脂,忌食生冷、辛辣、油腻之品,忌烟酒、浓茶;⑤本品处方中含平肝息风的中药天麻,不宜与中枢兴奋药如尼可刹米、戊四氮、洛贝林等联用;⑥本品含有甘草,不宜与海藻、大戟、甘遂、芫花同用。

明目上清片

Mingmu Shangqing Pian

《中华人民共和国药典》2015 年版一部

【**药物组成**】菊花、连翘、黄芩、黄连、薄荷脑、荆芥油、蝉蜕、蒺藜、栀子、熟大黄、石膏、天花粉、麦冬、玄参、赤芍、当归、车前子、枳壳、陈皮、桔梗、甘草。

【**功能主治**】清热散风,明目止痛。用于外感风热所致的暴发火眼、红肿作痛、头晕目眩、眼边刺痒、大便燥结、小便赤黄。

【**辨证要点**】①春季卡他性结膜炎:奇痒难忍,眼部分泌物呈黏丝状,上睑乳头增生呈铺路石状,白睛微黄、色污秽,黑白睛交界处可呈灰黄色胶样隆起;可兼见身痒起疹、小便短赤;舌质红,苔黄腻,脉滑数。②急性细菌性结膜炎:白睛红肿虚浮,甚则眼睑红赤、肿胀、灼热、异物感,眵多如脓,或有身热恶风,耳前淋巴结肿大,大便干结,小便黄赤;舌红苔黄,脉洪数。③溃疡性睑缘炎:眼睑边缘红赤刺痒,灼热疼痛,甚则眼睑边缘及附近皮肤溃烂,流脓水,睫毛乱生或脱落,口苦咽干;舌红苔黄,脉数。

【**剂型规格**】片剂:①素片,每片重 0.6g;②薄膜衣片,每片重 0.63g。

【**用法用量**】口服。一次 4 片,一日 2 次。

【**临床应用**】主要用于春季卡他性结膜炎、急性细菌性结膜炎、溃疡性睑缘炎等。

【**注意事项**】①脾胃虚寒者慎用;②服药期间忌食辛辣燥热、油腻黏滞食物。

鱼金注射液

Yujin Zhusheye

《中华人民共和国药典临床用药须知：
中药成方制剂卷》2015年版

【药物组成】鱼腥草、金银花。

【功能主治】清热解毒。用于风热犯肺，热毒内盛所致的发热咳嗽、痰黄等。

【辨证要点】春季卡他性结膜炎：目痒不休，难以忍受，灼热微痛，异物感，羞明流泪，眼眵色白，形如黏丝，白睛红赤、色污红或污秽灰黄，重者黑白睛交界处可呈灰黄色胶样隆起；舌质红，苔薄黄，脉浮或数。

【剂型规格】注射剂，每支2ml。

【用法用量】肌内注射。一次2~4ml，一日2~4次。

【临床应用】主要用于春季卡他性结膜炎等。

【不良反应】治疗上呼吸道感染致过敏反应2例［医药导报，2001，20（9）：583］。

【注意事项】①过敏体质者慎用；②本品尚未有儿童、孕妇使用的临床研究资料；③风寒束肺或寒湿阻肺证慎用；④用药期间忌烟酒及辛辣、香燥、油腻食物；⑤本品不宜与其他药物同时滴注，以免发生不良反应；⑥若发现混浊、沉淀、变色、漏气或瓶身细微破裂，均不得使用。

茵栀黄口服液（软胶囊、泡腾片、胶囊、颗粒）

Yinzhihuang Koufuye（Ruanjiaonang、Paotengpian、Jiaonang、Keli）

《中华人民共和国药典》2015年版一部

【药物组成】茵陈提取物、栀子提取物、金银花提取物、黄芩提取物。

【功能主治】清热解毒,利湿退黄。用于肝胆湿热所致的黄疸,症见面目悉黄、胸胁胀痛、恶心呕吐、小便黄赤;急、慢性肝炎见上述症候者。

【辨证要点】①春季卡他性结膜炎:奇痒难忍,眼部分泌物呈黏丝状,上睑乳头增生呈铺路石状,白睛微黄、色污秽,黑白睛交界处可呈灰黄色胶样隆起;可兼见身痒起疹,小便短赤;舌质红,苔黄腻,脉滑数。②风热夹湿所致的葡萄膜炎:头痛身重,关节重着酸痛,身热不扬;舌质红,舌苔黄腻,脉濡数。

【剂型规格】口服液:每瓶装10ml(含黄芩苷0.4g)。软胶囊:①、②每粒装0.6g;③每粒装0.65g。泡腾片:每片重0.6g(含黄芩苷0.2g)。胶囊:①每粒装0.33g;②每粒装0.26g。颗粒:每袋装3g。

【用法用量】口服液:口服。一次10ml,一日3次。软胶囊:口服。一次3粒[规格①、③],或一次4粒[规格②],一日3次。泡腾片:用温开水溶解后服用,一次2片,一日3次。胶囊:口服。一次2粒[规格①],或一次3粒[规格②],一日3次。颗粒:开水冲服。一次2袋,一日3次。

【临床应用】主要用于春季卡他性结膜炎等。

【不良反应】治疗母婴ABO血型不合的不良反应发生率为3.00%[西南国防医药,2015,25(3):316]。

【注意事项】①脾胃虚寒者慎用;②老年体弱者慎用或减量服用;③服药期间忌食辛辣、油腻食物,戒烟酒。

复方石斛片

Fufang Shihu Pian

《中华人民共和国卫生部药品标准中药成方制剂第十五册》

【药物组成】川芎、地黄、防风、茯苓、甘草、枸杞子、黄芩、蒺藜、菊花、决明子、苦杏仁、羚羊角、麦冬、牛膝、青葙子、人参、山药、石斛、熟地黄、水牛角浓缩粉、天冬、菟丝子、五味子、枳壳、当归、杜仲、知母、栀子。

【功能主治】补益肝肾、养血明目。用于昏眇内障,视力减退,瞳神散大及圆翳内障,云雾移睛之视物昏矇,迎风流泪等症。

【辨证要点】春季卡他性结膜炎:眼痒势轻,时作时止,白睛微红;舌质淡,脉细。或兼可见面色少华、头晕目眩;脉细。

【剂型规格】糖衣片剂,每片 0.3g。

【用法用量】口服。一次 4~6 片,一日 3 次。

【注意事项】①忌食辛辣油腻食物;②脾胃虚寒者慎用。

复方大青叶合剂

Fufangdaqingye Heji

《中华人民共和国药典》2015 年版一部

【药物组成】大青叶、金银花、拳参、大黄、羌活。

【功能主治】疏风清热,解毒消肿,凉血利胆。用于外感风热或瘟毒所致的发热头痛、咽喉红肿、耳下肿痛、胁痛黄疸;流感、腮腺炎、急性病毒性肝炎见上述症候者。

【辨证要点】春季卡他性结膜炎:目痒不休,难以忍受,灼热微痛,异物感,羞明流泪,眼眵色白,形如黏丝,白睛红赤、色污红或污秽灰黄,重者黑白睛交界处可呈灰黄色胶样隆起;舌质红,苔薄黄,脉浮或数。

【剂型规格】口服液:①每瓶装 10ml;②每瓶装 100ml。

【用法用量】口服。一次 10~20ml,一日 2~3 次。用于急性病毒性肝炎,一次 30ml,一日 3 次。

【临床应用】主要用于春季卡他性结膜炎等。

【注意事项】①虚寒证者慎用;②服药期间饮食宜清淡,忌食辛辣、燥热食物。

第七节　老年性白内障

老年性白内障是指老年人群发生的以晶状体混浊,导致视力逐渐下降为特征的疾病,又称年龄相关性白内障。本病属中医"圆翳内障"的范畴。

治疗本病的中成药主要有石斛夜光丸(颗粒)、补中益气丸(口服液、合剂、颗粒)、杞菊地黄丸(口服液)、麝珠明目滴眼液、拨云退翳丸、障眼明片、金花明目丸。

石斛夜光丸(颗粒)

Shihu Yeguang Wan(Keli)

《中华人民共和国药典》2015 年版一部
《中华人民共和国药典临床用药须知:
中药成方制剂卷》2015 年版

【药物组成】石斛、天冬、麦冬、地黄、熟地黄、枸杞子、肉苁蓉、菟丝子、五味子、牛膝、人参、山药、茯苓、甘草、水牛角浓缩粉、山羊角、黄连、决明子、青葙子、菊花、盐蒺藜、川芎、防风、苦杏仁、麸炒枳壳。

【功能主治】滋阴补肾,清肝明目。用于肝肾两亏,阴虚火旺,内障目暗,视物昏花。

【辨证要点】①老年性白内障的早、中期:多发于 50 岁以上的人群,双眼同时或先后发病,早期眼前有黑影,随眼球转动而动,视物昏花,不能久视,老花眼的度数减低,或变为近视,或单眼视物时有复视或多视,以后视力逐渐减退,最后只能辨别手动或光感。②视神经萎缩轻症:为眼外观正常,自觉视力逐渐下降,视物昏花不清的眼内病变。其区别于云雾移睛、视瞻有色、视物变形等有视觉异常的眼底病变。③视神经萎缩重症:眼内外无障翳气色可寻,只是自视不见者,为视瞻昏眇之重症。一眼或双眼之视力逐渐下降,视物昏蒙,直至不辨人物。

【剂型规格】丸剂:大蜜丸,每丸重5.5g。颗粒剂:每袋装2.5g。

【用法用量】丸剂:口服。大蜜丸一次2丸,一日2次。颗粒剂:开水冲服。一次2.5g,一日2次。

【临床应用】主要用于老年性白内障、视神经萎缩轻重症、眼干燥症等。①肝肾阴虚型眼干燥症患者32例行石斛夜光丸联合羟糖甘滴眼液治疗,总有效率试验组为96.88%,对照组为64.52%,2组之间比较差异具有统计学意义[新中医,2015,47(07):214-215];②石斛夜光丸可治疗溢泪症,青盲、暴盲、视瞻昏渺、云雾移睛等内障眼病[实用中医药杂志,2014,30(03):227-228];③口服石斛夜光丸联合局部点滴羟糖甘滴眼液可明显改善眼干燥症的症状,延长泪膜破裂时间,增加泪液分泌量,促进角膜上皮修复,疗效优于局部点滴羟糖甘滴眼液[辽宁中医杂志,2012,39(01):8-10]。

【不良反应】首都医科大学附属北京佑安医院近10年收治的诊断为药物性肝病的住院患者共172例,其中由石斛夜光丸导致者1例[中华中医药学会中医药传承创新与发展研讨会,2007,275-278]。

【注意事项】①肝经风热、肝火上攻实证者慎用;②脾胃虚弱、运化失调者慎用;③孕妇慎用。

杞菊地黄丸(口服液)
Qiju Dihuang Wan(Koufuye)
《中华人民共和国药典》2015年版一部
《中华人民共和国药典临床用药须知:
中药成方制剂卷》2015年版

【药物组成】【功能主治】【剂型规格】【用法用量】【注意事项】参见第一章第五节眼干燥症中的杞菊地黄丸(口服液)。

【辨证要点】①老年性白内障初期：肝肾两虚证，症见视力缓慢下降，视物昏花；晶状体轻度混浊，症见视物模糊，眼前黑花飞舞；全身见头晕耳鸣、腰膝酸软；舌质淡，脉沉细。②视神经萎缩：视物不清，不能久视。③眼干燥症：双目干涩，羞明畏光。

【临床应用】主要用于治疗老年性白内障初期、视神经萎缩、眼干燥症、老年性黄斑变性等。①白内障术后眼干燥症患者，玻璃酸钠滴眼液联合普拉洛芬滴眼液及杞菊地黄丸组20例40眼，治愈17眼，显效13眼，有效10眼，无效0眼，总有效率为100%［国际眼科杂志，2017，17（02）：298-301］。②复方樟柳碱注射液联合杞菊地黄丸治疗老年性黄斑变性的临床总有效率为90.91%（30/33例），对照组临床总有效率为72.73%（24/33例），2组比较差异具有统计学意义［中国临床药理学杂志，2016，32（22）：2059-2062］。③杞菊地黄丸可用于治疗眼干燥症肝肾阴虚者［中国中医眼科杂志，2012，22（3）：172-175］。

补中益气丸（口服液、合剂、颗粒）
Buzhong Yiqi Wan（Koufuye、Heji、Keli）

《中华人民共和国药典》2015年版一部
《中华人民共和国药典临床用药须知：
中药成方制剂卷》2015年版

【药物组成】炙黄芪、党参、炒白术、炙甘草、当归、陈皮、升麻、柴胡。

【功能主治】补中益气，升阳举陷。用于脾胃虚弱、中气下陷所致的泄泻、脱肛、阴挺，症见体倦乏力、食少腹胀、便溏久泻、肛门下坠或脱肛、子宫脱垂。

【辨证要点】老年性白内障：脾虚气弱所致的头痛目涩，口苦咽干,气短,肢倦乏力。

【剂型规格】丸剂:大蜜丸每丸重 9g。口服液:每支装 10ml。合剂:①每支装 10ml;②每瓶装 100ml;③每瓶装 120ml。颗粒剂:每袋装 3g。

【用法用量】口服。丸剂:大蜜丸一次 1 丸,一日 2~3 次。口服液:一次 10~15ml,一日 3 次。合剂:一次 10~20ml,一日 3 次。颗粒剂:一次 1 袋,一日 2~3 次。

【临床应用】主要用于老年性白内障、青光眼等。补中益气丸联用拉坦前列腺素滴眼液滴眼治疗正常眼压性青光眼,连续治疗 6 个月,治疗 6 个月后,观察组显效 8 例,有效 15 例,无效 7 例,总有效率 76. 67%;对照组显效 1 例,有效 7 例,无效 20 例,总有效率 28. 57%,疗效及视野平均缺损深度、视力、眼压改善均优于对照组,差异有统计学意义[北京中医药,2017,36（01）:16-18]。

【注意事项】①阴虚内热者慎用;②不宜与感冒药同时使用;③忌食生冷、油腻、不易消化的食物。

拨云退翳丸

Boyun Tuiyi Wan

《中华人民共和国药典》2015 年版一部

【药物组成】密蒙花、蒺藜（盐炙）、菊花、木贼、蛇蜕、蝉蜕、荆芥穗、蔓荆子、薄荷、当归、川芎、黄连、地骨皮、花椒、楮实子、天花粉、甘草。

【功能主治】散风清热,退翳明目。用于风热上扰所致的目翳外障、视物不清、隐痛流泪。

【辨证要点】①老年性白内障（角膜云翳）:黑睛生聚星障,外伤、病愈后遗留瘢痕,白睛红赤轻微,畏光流泪已止,仍有轻度磨涩感;②翼状胬肉:轻度刺痒磨涩,每过食辛辣刺激之物或饮酒、少眠,则胬肉红赤肥厚增甚。

【剂型规格】大蜜丸,每丸重 9g。

【用法用量】口服。一次 1 丸,一日 2 次。

【临床应用】主要用于治疗老年性白内障、翼状胬肉等。治疗早期老年性白内障 50 例(眼数 63),显效 26 眼,有效 28 眼,无效 9 眼,总有效率为 85.71%[浙江中医杂志,2010,45(8):594]。

【注意事项】①本品含天花粉,孕妇慎用;②阴虚火旺者忌用;③忌烟酒和辛辣、鱼腥等刺激性食物。

金花明目丸

Jinhua Mingmu Wan

《中华人民共和国药典》2015 年版一部

【药物组成】熟地黄、盐菟丝子、枸杞子、五味子、白芍、黄精、黄芪、党参、川芎、菊花、炒决明子、车前子(炒)、密蒙花、炒鸡内金、金荞麦、山楂、升麻。

【功能主治】补肝,益肾,明目。用于肝肾不足、阴血亏虚所致的早、中期老年性白内障。

【辨证要点】老年性白内障早、中期:视物模糊、头晕、耳鸣、腰膝酸软。

【剂型规格】丸剂:①每瓶装 4g;②每袋装 4g。

【用法用量】口服。一次 4g,一日 3 次,饭后服用。1 个月为 1 个疗程,连续服用 3 个疗程。

【临床应用】主要用于老年性未成熟期白内障等。与氨碘肽滴眼液联合治疗老年性白内障 76 例 120 眼,显效 28 眼,有效 76 眼,无效 16 眼,总有效率为 86.67%[医药导报,2003,22(8):558]。

【注意事项】治疗期间勿服用对视力有影响的药物。

障眼明片

Zhangyanming Pian

《中华人民共和国药典》2015 年版一部

【药物组成】石菖蒲、决明子、肉苁蓉、葛根、青葙子、党参、蔓荆子、枸杞子、车前子、白芍、山茱萸、甘草、菟丝子、升麻、薏仁(去内果皮)、菊花、密蒙花、川芎、酒黄精、熟地黄、关黄柏、黄芪。

【功能主治】补益肝肾,退翳明目。用于肝肾不足所致的干涩不舒、单眼复视、腰膝酸软,或轻度视力下降;早、中期老年性白内障见上述症候者。

【辨证要点】早、中期老年性白内障:视物逐渐昏曚,视力缓慢下降或有单眼复视,干涩不舒,腰膝酸软,不能久视。

【剂型规格】片剂:①薄膜衣片,每片重 0.21g;②薄膜衣片,每片重 0.42g;③糖衣片,片芯重 0.21g。

【用法用量】口服。规格①、③一次 4 片,规格②一次 2 片,一日 3 次。

【临床应用】主要用于白内障、视力疲劳等。①障眼明片联合氨碘肽治疗老年性白内障 35 例,显效 16 例,有效 15 例,无效 4 例,总有效率为 88.57%[中药药理与临床,2016,32(3):174-176];②障眼明胶囊治疗早期老年性白内障 56 例(眼数 112),显效 16 眼,有效 76 眼,无效 20 眼,总有效率为 82.14%[河南中医,2014,34(6):1128-1129]。

【注意事项】忌食辛辣食物。

麝珠明目滴眼液

Shezhu Mingmu Diyanye

《中华人民共和国药典临床用药须知：
中药成方制剂卷》2015年版

【**药物组成**】麝香、珍珠（水飞）、石决明（煅）、炉甘石（煅）、黄连、黄柏、大黄、猪胆（膏）、蛇胆、紫苏叶、荆芥、冬虫夏草、冰片。

【**功能主治**】清热，消翳，明目。用于肝虚内热所致的视物不清、干涩不舒、不能久视；早、中期年龄相关性白内障见上述症候者。

【**辨证要点**】未成熟期白内障：视物不清或单眼复视、多视，眼干涩不舒，不能久视。

【**剂型规格**】每瓶装0.3g，溶剂每瓶装5ml。

【**用法用量**】取本品1支（0.3g）倒入装有5ml生理盐水的滴眼瓶中，摇匀，即可使用，每次3滴（每滴之间闭眼15分钟），一日2次，1个月为1个疗程；或遵医嘱。

【**临床应用**】主要用于治疗早、中期年龄相关性白内障。①麝珠明目滴眼液点眼联合复明片治疗初发期老年性白内障。观察组的治疗有效率显著高于对照组单用麝珠明目滴眼液，复明片和麝珠明目滴眼液点眼治疗初发期老年性白内障能够显著提高视力水平，改善机体晶状体混浊度［实用中医药杂志，2016，32（06）：602-603］。②内服自拟消障退翳方、麝珠明目滴眼液局部滴眼及针灸治疗早期老年性白内障，有效率为90.00%［中医学报，2013，28（08）：1247-1248］。③早期老年性白内障患者观察组给予复明片和麝珠明目滴眼液，对照组给予维生素与苄达赖氨酸（白内停）滴眼液进行治疗。联合应用复明片和麝珠明目滴眼液在治疗早期老年性白内障方面具有令人较满意的临床疗效,对于改善早期白内障患者的视力以及对比敏感度有一定效果[国际眼科杂志,2012,12(05):967-969]。

【注意事项】用药前必须将药液摇晃均匀,用后将瓶盖拧紧。滴药时,瓶口不能触及眼睑,滴药后休息不少于5分钟。孕妇慎用。

第八节　原发性闭角型青光眼

原发性闭角型青光眼是指以眼胀痛、头痛、视力下降、眼压升高为特征的疾病,分为急性闭角型青光眼和慢性闭角型青光眼。急性闭角型青光眼分为临床前期、前驱期、急性发作期、缓解期、慢性期、绝对期。根据发病过程,本病属于中医"青风内障""绿风内障"(包括"黑风内障")、"黄风内障"的范畴。

治疗本病的中成药主要有丹栀逍遥丸、龙胆泻肝丸(大蜜丸、水丸、颗粒、片、口服液)、知柏地黄丸(浓缩丸)、胃肠灵胶囊、羚翘解毒片(丸)、礞石滚痰丸。

丹栀逍遥丸

Danzhi Xiaoyao Wan

《中华人民共和国药典临床用药须知:
中药成方制剂卷》2015年版

【药物组成】柴胡(酒制)、当归、白芍(酒炒)、栀子(炒焦)、牡丹皮、白术(土炒)、茯苓、甘草(蜜炙)、薄荷。

【功能主治】舒肝解郁,清热调经。用于肝郁化火,胸胁胀痛,烦闷急躁,颊赤口干,食欲缺乏或有潮热,以及妇女月经先期、经行不畅、乳房与少腹胀痛。

【辨证要点】原发性闭角型青光眼:肝郁化火所致的情志不舒,胸闷嗳气,食少纳呆,呕吐泛恶,口苦。

【剂型规格】水丸剂,每100粒重6g。

【用法用量】口服。一次6g,一日2次。用温水分次送服。

【临床应用】主要用于治疗原发性闭角型青光眼、眼干燥症等。丹栀逍遥丸口服联合羟糖甘滴眼液滴眼治疗更年期女性眼干燥症,能明显改善更年期女性眼干燥症的临床症状与客观体征〔国际眼科杂志,2016,16(06),1116–1119〕。

【注意事项】①孕妇、妇女月经期慎用;②服药期间饮食宜清淡,忌生冷及油腻食物。本品含甘草,不宜与海藻、大戟、甘遂、芫花同用。

龙胆泻肝丸（大蜜丸、水丸、颗粒、片、口服液）

Longdan Xiegan Wan（Damiwan、Shuiwan、
Keli、Pian、Koufuye）

《中华人民共和国药典》2015年版一部
《中华人民共和国药典临床用药须知:
中药成方制剂卷》2015年版

【药物组成】【功能主治】【剂型规格】【用法用量】【注意事项】参见第一章第一节睑缘炎中的龙胆泻肝丸（大蜜丸、水丸、颗粒、片、口服液）。

【辨证要点】①原发性闭角型青光眼:肝郁化火所致的情志不舒,胸闷嗳气,食少纳呆,呕吐泛恶,口苦。②急性结膜炎:目赤肿痛,头痛,口苦,烦躁易怒,小便黄赤,大便秘结;舌红苔黄,脉弦数。③实热型角膜溃疡、急性虹膜睫状体炎、青光眼睫状体炎综合征、早期睑腺炎。④外耳道疖肿:耳肿疼痛,口苦咽干,小便黄赤,大便秘结;舌红苔黄,脉弦数。⑤神经性耳聋:耳鸣如风雷声,耳聋时轻时重,每于郁怒之后加重,头痛,眩晕,心烦易怒;舌红苔黄,脉弦数。⑥化脓性中耳炎:耳内流脓,色黄而稠,耳内疼痛,听力减退;舌红苔黄,脉弦数。

【临床应用】主要用于急性闭角型青光眼、急性虹膜睫状体炎、急性视神经炎、单纯疱疹性角膜炎、真菌性角膜溃疡、急性结膜炎、外耳道疖肿、神经性耳聋、化脓性中耳炎等。①采用龙胆泻肝汤治疗急性闭角型青光眼、急性虹膜睫状体炎、急性视神经炎疗效确切[中国社区医师, 2016, 32 (10):180-181];②龙胆泻肝汤联合基础治疗用于治疗单纯疱疹性角膜炎与单纯使用基础治疗相对比,具有较好的临床疗效,且在症状改善、治疗后复发例数的减少以及缩短治病疗程周期等方面都具有显著优势[世界中医药, 2016, 11 (09):1901-1908];③真菌性角膜溃疡单纯地采用西药治疗疗效不佳,西药配合中药汤剂龙胆泻肝汤治疗疗效显著,能有效地缩短病程,抢救患者的视力[现代诊断与治疗, 2013, 24 (03):545]。

【不良反应】①龙胆泻肝丸引起的肾损害发病较隐匿,最初表现为夜尿增多,纳差,恶心呕吐,轻、中度贫血;多数有轻、中度高血压[中国药物应用与监测, 2015, 12 (04):231-234]。②龙胆泻肝丸发生严重不良反应例次靠前。发生严重 ADR 例次靠前的中药品种依次为:冠心苏合丸 30 例,何首乌饮片 12 例,参麦注射液 9 例,肾康注射液 8 例,血必净注射液 8 例,龙胆泻肝丸(片)8 例[中国药物应用与监测, 2015, 12 (02):94-97]。

知柏地黄丸(浓缩丸)
Zhibo Dihuang Wan (Nongsuowan)
《中华人民共和国药典》2015 年版一部

【药物组成】【功能主治】【剂型规格】【用法用量】【注意事项】参见第一章第四节单纯疱疹病毒性角膜炎中的知柏地黄丸

（浓缩丸）。

【辨证要点】①原发性闭角型青光眼：阴虚阳亢所致的心烦失眠，眩晕耳鸣，口干咽燥；②慢性咽炎：咽干不适，灼热，隐痛，咽痒干咳，有异物感，腰膝酸软，五心烦热；③神经性耳聋：耳鸣，眩晕，腰膝酸软。

【临床应用】主要用于原发性闭角型青光眼、慢性咽炎、神经性耳聋、口腔溃疡等。①在西医方法治疗闭角型青光眼的基础上，依患者证候对阴虚阳亢、肝阳上亢型口服知柏地黄丸，对肝胆火炽、风火攻目型口服羚羊钩藤汤。观察组的各项主要症状体征的阴转时间均较对照组明显缩短，尤其以眼压控制及视力提高大为显著，差异有统计学意义［中国社区医师，2007，23（22）：48］。②复发性口腔溃疡给予知柏地黄丸治疗，39 例患者，治愈 15 例，好转 22 例，无效 2 例，总有效率为 94.9%，随访3 个月，试验组溃疡复发 1 例，溃疡的复发率为 2.6%［中医临床研究，2016，8（27）：101–102］。

【不良反应】知柏地黄丸引起不良反应 1 例，主诉肛门周围痒、有刺痛，痔疮诱发，大便带血，鼻腔黏膜渗血。上述不良反应此前未见报道［中成药，1989，11（07）：47］。

胃肠灵胶囊

Weichangling Jiaonang

《中华人民共和国药典临床用药须知：
中药成方制剂卷》2015 年版

【药物组成】钻地风、干姜、胡椒、党参、砂仁、白及、海螵蛸、山楂、白芍、甘草。

【功能主治】温中祛寒，健脾止泻。用于中焦虚寒、寒湿内盛所致的泄泻，症见脘腹冷痛、大便稀溏、体倦肢冷；慢性肠炎见上述症候者。

【辨证要点】原发性闭角型青光眼：肝胃虚寒所致的头痛上及巅顶，干呕吐涎，食少神疲，四肢不温。

【剂型规格】胶囊剂，每粒重 0.3g。

【用法用量】口服。一次 5 粒，一日 3 次。

【临床应用】主要用于原发性闭角型青光眼等。

【注意事项】大肠湿热泄泻者慎用。

羚翘解毒片（丸）

Lingqiao Jiedu Pian（Wan）

《中华人民共和国药典临床用药须知：
中药成方制剂卷》2015 年版

【药物组成】羚羊角粉、金银花、连翘、荆芥穗、薄荷、淡豆豉、淡竹叶、牛蒡子（炒）、桔梗、冰片、甘草。

【功能主治】疏风解表，清热解毒。用于外感温邪或风热所致的感冒，症见恶风发热、四肢酸懒、头痛、鼻塞、咳嗽、咽痛。

【辨证要点】原发性闭角型青光眼：风火攻目所致的恶心呕吐，恶寒发热，溲赤便结；舌质红，苔黄，脉弦数。

【剂型规格】片剂，每片重 0.55g。丸剂：水丸，每袋装 5g；浓缩丸，每 8 丸相当于原药材 4g；大蜜丸，每丸重 9g。

【用法用量】片剂：用芦根汤或温开水送服。一次 4 片，一日 2 次。丸剂：口服。水丸一次 5g，一日 2~3 次；浓缩丸一次 8 丸，一日 3 次；大蜜丸一次 1 丸，一日 2~3 次。

【临床应用】主要用于原发性闭角型青光眼等。

【不良反应】过敏反应：有文献报道口服羚翘解毒丸出现 2 例过敏反应，症状为小腿后部和两膝盖发热、发痒且红肿，呈分布对称的片状红斑、稍有痛感，躯体皮肤潮红发痒［陕西中医学院学报，1979，09（01）：34–35］。

【注意事项】①风寒感冒者慎用；②服药期间忌食生冷、油腻食物。

礞石滚痰丸

Mengshi Guntan Wan

《中华人民共和国药典》2015 年版一部

【**药物组成**】金礞石（煅）、沉香、黄芩、熟大黄。

【**功能主治**】逐痰降火。用于痰火扰心所致的癫狂惊悸，或喘咳痰稠、大便秘结。

【**辨证要点**】原发性闭角型青光眼：痰火郁结所致的身热面赤，动辄眩晕，恶心呕吐。

【**剂型规格**】丸剂，每袋（瓶）装 6g。

【**用法用量**】口服。一次 6~12g，一日 1 次。

【**临床应用**】主要用于治疗原发性闭角型青光眼等。

【**注意事项**】①非痰热实证、体虚及小儿虚寒成惊者慎用；②癫狂重症患者需在专业医师指导下配合其他治疗方法；③忌食辛辣、油腻食物；④药性峻猛，易耗损气血，须病除即止，切切勿过量、久用。

第九节 原发性开角型青光眼

原发性开角型青光眼是指以眼压升高、眼胀、视野逐渐缩小、视力下降，伴有典型的视盘陷凹和视神经萎缩为特征的疾病。本病属中医"青盲"等范畴。

治疗本病的中成药主要有五苓散（片、胶囊）、丹栀逍遥丸、杞菊地黄丸（口服液）、参苓白术丸（散）。

五苓散（片、胶囊）

Wuling San（Pian、Jiaonang）

《中华人民共和国药典》2015 年版一部
《中华人民共和国药典临床用药须知：
中药成方制剂卷》2015 年版

【**药物组成**】泽泻、茯苓、猪苓、炒白术、肉桂。

【**功能主治**】温阳化气，利湿行水。用于膀胱化气不利、水湿内聚引起的小便不利、水肿腹胀、呕逆泄泻、渴不思饮。

【**辨证要点**】原发性开角型青光眼：痰湿上泛所致的胸闷恶心，纳差。

【**剂型规格**】散剂：①每袋装 6g；②每袋装 9g。片剂：每片重 0.35g。胶囊：每袋装 0.45g。

【**用法用量**】口服。散剂：一次 6~9g，一日 2 次。片剂：一次 4~5 片，一日 3 次。胶囊剂：一次 3 粒，一日 2 次。

【**临床应用**】主要用于原发性开角型青光眼、中心性浆液性脉络膜视网膜疾病、白内障术后黄斑水肿、老年性黄斑变性等。①五苓散治疗中心性浆液性脉络膜视网膜疾病，可以改善患者症状，改善眼底情况，改善神经上皮层脱离情况。其有效率为 79.07%，优于对照组肌苷片口服治疗的 67.44%［光明中医，2017，32（05）：688-689］。②针刺联合五苓散加减有利于渗出性老年性黄斑变性患者视网膜水肿的消退，改善黄斑功能，提高患者的视力，疗效确切，有效率为 90%［河北中医，2016，38（10）：1547-1549，1553］。

【**不良反应**】出现 1 例口苦，但全身状况良好［光明中医，2017，32（05）：688-689］。

【**注意事项**】①湿热下注、气滞水停、风水泛溢所致的水肿者慎用；②因痰热犯肺、湿热下注或阴虚津少所致之喘咳、泄泻、小便不利不宜使用;③服药期间不宜进食辛辣、油腻和煎炸类食物;④孕妇慎用;⑤本品含肉桂,不宜与赤石脂同用。

丹栀逍遥丸

Danzhi Xiaoyao Wan

《中华人民共和国药典临床用药须知:
中药成方制剂卷》2015年版

【药物组成】【功能主治】【剂型规格】【用法用量】【注意事项】参见第一章第八节原发性闭角型青光眼中的丹栀逍遥丸。

【辨证要点】原发性开角型青光眼:肝郁气滞所致的性情急躁或抑郁,胸胁胀满,心烦易怒。

【临床应用】主要用于原发性开角型青光眼、眼干燥症等。①丹栀逍遥散加减联合降眼压药物口服治疗肝郁气滞型新生血管性青光眼患者,较对照组给予降眼压药物,治疗4周以后实验组有效控制眼压,提高视力,扩展视野,促使新生血管消退,有统计学意义;治疗组在控制眼压方面治愈14例,好转5例,未愈2例,总有效率为90.4%,在提高视力方面治愈13例,好转7例,未愈1例,总有效率97.6%,在扩展视野方面治愈15例,好转5例,未愈1例,总有效率97.6%,促使新生血管消退方面完全11例,部分回退7例,未回退3例,总有效率为85.7%[世界中医药,2016,11(07):1282-1285]。②丹栀逍遥丸口服联合羟糖甘滴眼液滴眼治疗更年期女性眼干燥症,能明显改善更年期女性眼干燥症的临床症状与客观体征[国际眼科杂志,2016,16(06):1116-1119]。

杞菊地黄丸（口服液）

Qiju Dihuang Wan（Koufuye）

《中华人民共和国药典》2015 年版一部
《中华人民共和国药典临床用药须知：
中药成方制剂卷》2015 年版

【药物组成】【功能主治】【剂型规格】【用法用量】【注意事项】参见第一章第五节眼干燥症中的杞菊地黄丸（口服液）。

【辨证要点】①原发性开角型青光眼：肝肾阴虚所致的面色㿠白，手足不温，少气乏力，伴有精神倦怠，头晕耳鸣，腰膝酸软；②视神经萎缩：视物不清，不能久视；③眼干燥症：双目干涩，羞明畏光。

【临床应用】主要用于原发性开角型青光眼白内障术后眼干燥症、视神经萎缩、老年性黄斑变性等。①白内障术后眼干燥症患者，玻璃酸钠滴眼液联合普拉洛芬滴眼液及杞菊地黄丸组 20 例 40 眼，治愈 17 眼，显效 13 眼，有效 10 眼，无效 0 眼，总有效率为 100%［国际眼科杂志，2017，17（02）：298-301］。②复方樟柳碱注射液联合杞菊地黄丸治疗老年性黄斑变性的临床总有效率为 91%（治疗组 33 例患者，显效 7 例，有效 23 例，无效 3 例），对照组临床总有效率为 72.73%（33 例患者，显效 4 例，有效 20 例，无效 9 例），两组之间差异有统计学意义［中国临床药理学杂志，2016，32（22）：2059-2062］。③杞菊地黄丸可用于治疗眼干燥症肝肾阴虚者［中国中医眼科杂志，2012，22（3）：172-175］。

参苓白术丸（散）

Shenling Baizhu Wan（San）

《中华人民共和国药典》2015 年版一部

【药物组成】人参、白术（炒）、茯苓、山药、莲子、白扁豆（炒）、薏苡仁（炒）、砂仁、桔梗、甘草。

【功能主治】补脾胃，益肺气。用于脾胃虚弱，食少便溏，气短咳嗽，肢倦乏力。

【辨证要点】原发性开角型青光眼：痰湿上泛所致的眼压升高，胸闷恶心，纳差。

【剂型规格】水丸剂，每 100 粒重 6g。散剂，每袋装 3g。

【用法用量】口服。水丸：一次 6g，一日 3 次。散剂：一次 6~9g，一日 2~3 次。

【临床应用】主要用于原发性开角型青光眼、老年性黄斑变性等。①参苓白术散口服联合妥布霉素地塞米松眼膏、左氧氟沙星滴眼液、重组牛碱性成纤维细胞生长因子滴眼液点眼可降低白内障患者 PHACO 术（超声乳化晶状体摘除术）后黄斑水肿的发病率［山东医药，2015，55（39）：84-86］；②参苓白术散治疗脾虚湿困型老年性黄斑变性的中医症状疗效为 80.00%，治疗对于脾虚湿困型老年性黄斑变性患者的中医症状疗效优于常规西药治疗［陕西中医，2009，30（9）：1189-1190］。

【注意事项】①湿热内蕴所致的泄泻、厌食、水肿及痰火咳嗽者不宜使用；②宜饭前服用；③服药期间忌食荤腥油腻、不易消化的食物；④孕妇慎用；⑤忌恼怒、忧郁、劳累过度，保持心情舒畅；⑥不宜与感冒药同时服用；⑦不宜与藜芦、五灵脂、皂角及其制剂同时服用，并忌茶和白萝卜；⑧不宜与海藻、大戟、甘遂、芫花配伍。

第十节　葡萄膜炎

葡萄膜炎是指以反复发作的眼红、眼痛、视物模糊、房水混浊、瞳孔缩小、玻璃体混浊，或视网膜出血、水肿为特征的疾病。根据发病部位分为前葡萄膜炎、中间葡萄膜炎、后葡萄膜炎和全葡萄膜炎。本病属中医"瞳神紧小""瞳神干缺""云雾移睛""视瞻昏眇""狐惑病"等范畴。

治疗本病的中成药主要有龙胆泻肝丸（大蜜丸、水丸、颗粒、片、口服液）、血府逐瘀丸（胶囊、口服液）、肾炎四味片、知柏地黄丸（浓缩丸）、雷公藤多苷片。

龙胆泻肝丸（大蜜丸、水丸、颗粒、片、口服液）

Longdan Xiegan Wan（Damiwan、Shuiwan、Keli、Pian、Koufuye）

《中华人民共和国药典》2015 年版一部
《中华人民共和国药典临床用药须知：
中药成方制剂卷》2015 年版

【药物组成】【功能主治】【剂型规格】【用法用量】【注意事项】参见第一章第一节睑缘炎中的龙胆泻肝丸（大蜜丸、水丸、颗粒、片、口服液）。

【辨证要点】①葡萄膜炎：发病急骤，瞳神紧小，抱轮红赤，黑睛后壁有灰色点状沉着物，目珠坠痛，畏光，流泪，头额痛；舌红，苔薄白或微黄，脉浮数或弦数。②急性结膜炎：目赤肿痛，头痛，口苦，烦躁易怒，小便黄赤，大便秘结；舌红苔黄，脉弦数。③外耳道疖肿：耳肿疼痛，口苦咽干，小便黄赤，大便秘结；舌红苔黄，脉弦数。④神经性耳聋：耳鸣如风雷声，耳聋时轻时重，每于郁怒之后加重，头痛，眩晕，心烦易怒；舌红苔黄，脉弦数。⑤化脓性中耳炎：耳内流脓，色黄而稠，耳内疼痛，听力减退；舌红苔黄，脉弦数。

【临床应用】主要用于葡萄膜炎、急性结膜炎、急性闭角型青光眼、急性虹膜睫状体炎、急性视神经炎、单纯疱疹性角膜炎、角膜溃疡、外耳道疖肿、神经性耳聋、化脓性中耳炎等。①采用龙胆泻肝汤治疗急性闭角型青光眼、急性虹膜睫状体炎、急性视神经炎疗效确切［中国社区医师，2016，32（10）：180–181］；②龙胆泻肝汤联合基础治疗用于治疗单纯疱疹性角膜炎与单纯使用基础治疗相对比，具有较好的临床疗效，且在症状改善、治疗后复发例数的减少以及缩短治病疗程周期等方面都具有显著优势［世界中医药，2016，11（09）：1901–1908］；③真菌性角膜溃疡单纯地采用西药治疗疗效不佳，西药配合中药汤剂龙胆泻肝汤治疗疗效显著，能有效地缩短病程，抢救患者的视力［现代诊断与治疗，2013，24（03）：545］。

【不良反应】①龙胆泻肝丸引起的肾损害发病较隐匿，最初表现为夜尿增多，纳差，恶心呕吐，轻、中度贫血；多数有轻、中度高血压［中国药物应用与监测，2015，12（04）：231–234］。②龙胆泻肝丸发生严重不良反应例次靠前。发生严重ADR例次靠前的中药品种依次为：冠心苏合丸30例，何首乌饮片12例，参麦注射液9例，肾康注射液8例，血必净注射液8例，龙胆泻肝丸（片）8例［中国药物应用与监测，2015，12（02）：94–97］。

血府逐瘀丸（胶囊、口服液）
Xuefu Zhuyu Wan（Jiaonang、Koufuye）
《中华人民共和国药典》2015年版一部

【药物组成】柴胡、当归、地黄、赤芍、红花、炒桃仁、麸炒枳壳、甘草、川芎、牛膝、桔梗。

【功能主治】活血祛瘀，行气止痛。用于气滞血瘀所致的胸痛、头痛日久、痛如针刺而有定处、内热烦闷、心悸失眠、急躁易怒。

【辨证要点】葡萄膜炎：病情反复，迁延不愈，玻璃体混浊，视网膜渗出多而难消，睫状体新生血管逐渐向晶状体发展，引起晶状体混浊，锯齿缘可见机化膜及广泛的前后黏连形成。视力下降，眼胀疼痛，头痛不移；舌质紫暗，苔厚腻，脉沉涩。

【剂型规格】胶囊剂，每粒装 0.4g。口服液，每支装 10ml。大蜜丸，每丸重 9g。

【用法用量】口服。胶囊剂：一次 6 粒，一日 2 次，1 个月为 1 个疗程。口服液：空腹服。一次 20ml，一日 3 次。大蜜丸：空腹时用红糖水送服。一次 1~2 丸，一日 2 次。

【临床应用】主要用于葡萄膜炎、视网膜静脉阻塞、糖尿病性视网膜病变等。①血府逐瘀胶囊联合注射用纤溶酶联用治疗视网膜静脉阻塞的临床疗效显著，可改善患者的视力情况，减少并发症。观察组 41 例患者，治愈 20 例，有效 12 例，无效 9 例，总有效率为 78.05%，明显高于单用注射用纤溶酶的对照组（41 例患者，治愈 10 例，有效 10 例，无效 19 例，总有效率为 48.78%）（$P<0.05$）[新中医，2016，48（04）：167-169]。②155 例糖尿病性视网膜病变患者分为两组，激光视网膜光凝术联合血府逐瘀口服液治疗者设为观察组，共 82 例 153 眼；另同时期单纯采用激光视网膜光凝术治疗者为对照组，共 73 例 142 眼。观察组 153 例患者，视网膜水肿、渗出、出血症状改善情况显效 119 例，有效 20 例，无效 14 例，总有效率 90.85%。观察组 153 例患者，黄斑水肿改善情况显效 120 例，有效 23 例，无效 10 例，总有效率为 93.46%，均明显高于对照组（142 例患者，显效 94 例，有效 16 例，无效 32 例，总有效率为 77.46%），两组之间差异具有统计学意义（$P<0.05$）[广西中医药，2015，32（03）：28-30]。

【注意事项】①气虚血瘀者慎用；孕妇禁用。②忌食生冷、油腻食物。③在治疗期间若心痛持续发作，宜加用硝酸酯类药；如出现剧烈心绞痛、心肌梗死，应及时救治。

肾炎四味片

Shenyan Siwei Pian

《中华人民共和国药典》2015 年版一部

《中华人民共和国药典临床用药须知：

中药成方制剂卷》2015 年版

【药物组成】细梗胡枝子、黄芩、石韦、黄芪。

【功能主治】清热利尿，补气健脾。用于湿热内蕴兼气虚所致的水肿，症见浮肿、腰痛、乏力、小便不利；慢性肾炎见上述症候者。

【辨证要点】葡萄膜炎：发病或急或缓，瞳神紧小，抱轮红赤持久不退或反复发作，黑睛后壁有灰色沉着物，神水混浊，伴骨节酸楚，或小便不利，或短涩灼痛；苔黄腻，脉滑数。

【剂型规格】片剂：每片重①0.36g；②0.70g；③糖衣片，片芯重 0.35g。

【用法用量】口服。一次 8 片（小片或糖衣片）或一次 4 片（大片），一日 3 次；小儿酌减。

【临床应用】主要用于风湿夹热型葡萄膜炎等。

【注意事项】①脾肾阳虚所致的水肿以及风水者慎用；②服药期间宜低盐、低脂饮食，忌食辛辣食物。

知柏地黄丸（浓缩丸）

Zhibo Dihuang Wan（Nongsuowan）

《中华人民共和国药典》2015 年版一部

【药物组成】【功能主治】【剂型规格】【用法用量】【注意事项】参见第一章第四节单纯疱疹病毒性角膜炎中的知柏地黄丸（浓缩丸）。

【辨证要点】①葡萄膜炎：病势较缓或日久不愈，眼前黑花飞舞，瞳神紧小或干缺，玻璃体混浊，眼底色素紊乱、脱落，赤痛时轻时重，眼干涩，伴口干咽燥，口舌生疮，心烦失眠；舌红，苔薄白，脉细数。②慢性咽炎：咽干不适，灼热，隐痛，咽痒干咳，有异物感，腰膝酸软，五心烦热。③神经性耳聋：耳鸣，眩晕，腰膝酸软。

【临床应用】主要用于阴虚火旺型葡萄膜炎、慢性咽炎、神经性耳聋、复发性口腔溃疡等。①在西医方法治疗闭角型青光眼的基础上，依患者证候对阴虚阳亢、肝阳上亢型口服知柏地黄丸，对肝胆火炽、风火攻目型口服羚羊钩藤汤。观察组的各项主要症状体征的阴转时间均较对照组明显缩短，尤其以眼压控制及视力提高大为显著，差异有统计学意义［中国社区医师，2007，23（22）：48］。②复发性口腔溃疡给予知柏地黄丸治疗，39例患者，治愈15例，好转22例，无效2例，总有效率为94.9%，随访3个月显示，试验组溃疡复发1例，溃疡的复发率为2.6%［中医临床研究，2016，8（27）：101-102］。

【不良反应】知柏地黄丸引起不良反应1例，主诉肛门周围痒、有刺痛，痔疮诱发，大便带血，鼻腔黏膜渗血。上述不良反应此前未见报道［中成药，1989，11（07）：47］。

雷公藤多苷片

Leigongteng Duogan Pian

《中华人民共和国药典临床用药须知：
中药成方制剂卷》2015年版

【药物组成】雷公藤多苷。

【功能主治】祛风解毒，除湿消肿，舒筋通络。有抗炎及抑制细胞免疫和体液免疫等作用，用于风湿热瘀、毒邪阻滞所致的类风湿关节炎、肾病综合征、白塞病、麻风反应、自身免疫性肝炎。

【辨证要点】葡萄膜炎：发病急骤，瞳神紧小，抱轮红赤，黑睛后壁有灰色点状沉着物，目珠坠痛，畏光，流泪，头额痛；舌红，苔薄白或微黄，脉浮数或弦数。

【剂型规格】片剂，每片重 10mg。

【用法用量】口服。按体重每 1kg 每日 1~1.5mg，分 3 次饭后服用；或遵医嘱。

【临床应用】主要用于风湿化热型葡萄膜炎。

【不良反应】①雷公藤多苷片在儿童中应用的不良反应累及器官或系统，近期以血液、肝脏系统为主，与药物服用剂量相关，其不良反应大多可逆，停药后可自行恢复；远期以生殖系统为主，男性的发生率明显高于女性。服药病例数共 867 例，发生不良反应的病例数为 157 例，总发生率为 18.11%［检验医学与临床，2017，14（06）：874-876］。②5188 例不良反应报告来自于 2009—2013 年解放军药品不良反应监测中心 123 所不良反应监测网点医院，口服制剂引起不良反应居首位的是雷公藤多苷片，共 37 例［中国药物应用与监测，2015，12（02）：94-97］。③182 例雷公藤多苷片所致的不良反应报告中，所致的不良反应以消化道症状最常见，发生率为 50.5%，以下依次为泌尿系统（28.2%）、生殖系统（9.8%）、神经系统（8.2%）、皮肤黏膜（6.6%）及血液系统（3.2%）［山东中医杂志，2012，31（08）：572-574］。

【注意事项】①肝病、严重的心血管病和老年患者慎用。②白细胞及血小板减少或贫血者慎用。③服药期间可引起月经紊乱、精子活力及数目减少，影响生育；生育年龄有孕育要求者不宜服用。④服药后出现面部水肿、蛋白尿、红细胞管型、肌酐和尿素氮升高者应立即停药，及时处理。⑤本品宜饭后服用。

第十一节 视网膜动脉阻塞

视网膜动脉阻塞是指以突然视力急剧下降甚至丧失、眼底动脉极细、视网膜灰白色水肿为特征的疾病。根据阻塞的程度及部位不同,可分为视网膜中央动脉阻塞、视网膜分支动脉阻塞、视网膜睫状动脉阻塞和视网膜毛细血管前小动脉阻塞。本病属中医"阻络暴盲"的范畴。

治疗本病的中成药主要有消栓口服液(胶囊、颗粒)、消栓通颗粒、清脑降压片(胶囊、颗粒)、麝香保心丸。

消栓口服液(胶囊、颗粒)

Xiaoshuan Koufuye(Jiaonang、Keli)

《中华人民共和国药典》2015 年版一部

《中华人民共和国药典临床用药须知:

中药成方制剂卷》2015 年版

【药物组成】黄芪、当归、赤芍、川芎、红花、桃仁、地龙。

【功能主治】补气活血通络。用于中风气虚血瘀证,症见半身不遂、口舌㖞斜、言语謇涩、气短乏力、面色㿠白;缺血性中风见上述症候者。

【辨证要点】视网膜动脉阻塞:气虚血瘀所致的气短乏力,面色萎黄,倦怠懒言,形寒肢冷,大便溏薄。

【剂型规格】口服液,每支装 10ml。胶囊剂,每粒装 0.2g。颗粒剂:每袋装 4g。

【用法用量】口服。口服液:一次 10ml,一日 3 次。胶囊剂:一次 2 粒,一日 3 次。饭前半小时服用。颗粒剂:开水冲服。一次 1 袋,一日 3 次。

【临床应用】主要用于气虚血瘀型视网膜动脉阻塞等。

【不良反应】报道消栓口服液致虚脱 1 例,注意该药最好不要在空腹时服用,以饭后 30~60 分钟服用为宜,以减少不良反应的发生[包头医学, 1997, 21 (04): 187]。

【注意事项】①阴虚阳亢证及肝阳上亢证者慎用;②中风急性期痰热证、风火上扰证者不宜使用;③有出血性倾向者慎用,病情急促者宜结合相应的抢救治疗措施;④饮食宜清淡,忌辛辣食物;⑤孕妇禁服。

消栓通颗粒

Xiaoshuantong Keli

《中华人民共和国药典临床用药须知:
中药成方制剂卷》2015 年版

【药物组成】黄芪、当归、地黄、桃仁、赤芍、川芎、地龙、枳壳(炒)、三七、丹参、甘草、红花、牛膝、冰片。

【功能主治】益气活血,祛瘀通络。用于气虚血瘀所致的中风,症见半身不遂,口舌喝斜,言语不清及头痛、胸痛、胁痛。

【辨证要点】视网膜动脉阻塞:气虚血瘀所致的气短乏力,面色萎黄,倦怠懒言,形寒肢冷,大便溏薄。

【剂型规格】颗粒剂,每袋装 25g。

【用法用量】温开水冲服。一次 25g,一日 3 次;或遵医嘱。

【临床应用】主要用于气虚血瘀型视网膜动脉阻塞等。

【注意事项】①肝阳化风及风痰瘀阻、风火上扰中风者慎用;②在服药期间如出现口干、口渴、头晕目眩者,应停药或伍用他药;③忌辛辣、油腻饮食。

清脑降压片（胶囊、颗粒）

Qingnao Jiangya Pian（Jiaonang、Keli）

《中华人民共和国药典》2015 年版一部

【**药物组成**】黄芩、夏枯草、决明子、槐米、钩藤、煅磁石、珍珠母、牛膝、地黄、当归、丹参、地龙、水蛭。

【**功能主治**】平肝潜阳。用于肝阳上亢所致的眩晕,症见头晕、头痛、项强、血压偏高。

【**辨证要点**】视网膜动脉阻塞:肝阳上亢所致的头痛眩晕,急躁易怒,面红目赤。

【**剂型规格**】片剂:①薄膜衣片,每片重 0.33g;②糖衣片,片芯重 0.30g。胶囊剂,每粒装 0.55g。颗粒剂,每袋装 2g。

【**用法用量**】片剂:口服。一次 4~6 片,一日 3 次。胶囊剂:口服。一次 3~5 粒,一日 3 次。颗粒剂:开水冲服。一次 2~3g,一日 3 次。

【**临床应用**】主要用于肝阳上亢型视网膜动脉阻塞等。

【**注意事项**】①气血不足所致的头晕、头痛者慎用。②有出血倾向者慎用。血压明显升高或用药后血压不降时,应配合其他降压药使用。③孕妇忌服。

麝香保心丸

Shexiang Baoxin Wan

《中华人民共和国药典》2015 年版一部

【**药物组成**】人工麝香、人参提取物、人工牛黄、肉桂、苏合香、蟾酥、冰片。

【**功能主治**】芳香温通,益气强心。用于气滞血瘀所致的胸痹,症见心前区疼痛、固定不移;心肌缺血所致的心绞痛、心肌梗死见上述症候者。

【辨证要点】视网膜动脉阻塞:气血瘀阻所致的情志不舒,胸胁胀满。

【剂型规格】微丸,每丸重 22.5mg。

【用法用量】口服。一次 1~2 丸,一日 3 次;或症状发作时服用。除常规用法外,对于极少部分有胃肠道反应者,可予以饭后服用或舌下含服[基层医学论坛,2009(34):1144]。

【临床应用】主要用于气血瘀阻型视网膜动脉阻塞等。视网膜动脉阻塞患者运用中西医结合方法治疗,气滞血瘀型可使用麝香保心丸,每次 5 丸,每日 3 次,以活血通窍[中国中医急症,2010,19(09):1642-1644]。

【不良反应】①临床应用不良反应:据国家药品不良反应监测系统反馈的麝香保心丸药品不良反应/事件报告,2009—2013 年收集到的不良反应分别为 60、98、116、272 和 375 例次,不良反应发生率经估算分别为 0.001%、0.0009%、0.0005%、0.0005% 和 0.0004%,均小于 0.01%,属于十分罕见的数值范围[中成药,2015,37(05):1080-1082];②22 例长期服用麝香保心丸的冠心病患者服药剂量为 3~6 丸/d,至少 12 个月(12~60 个月,中位时间为 18 个月),中位累积剂量为 2190 丸(1095~12 775 丸),不良反应为轻度胃部不适 1 例(4.55%),治疗前后的血常规、肝肾功能无明显变化,与对照组比较上述指标亦无明显差异,对照组治疗后患者红细胞 RBC(4.65±0.59)、白细胞 WBC(6.67±2.32)、血小板 PLT(192.62±49.47),肝肾功能谷丙转氨酶 GPT(21.95±10.72)、谷草转氨酶 GOT(23.32±10.27)、尿素氮 Bun(6.12±1.59),观察组治疗后红细胞 RBC(4.47±0.57)、白细胞 WBC(6.11±1.18)、血小板 PLT(176.47±55.52),肝肾功能谷丙转氨酶 GPT(21.33±9.19)、谷草转氨酶 GOT(22.47±4.57)、尿素氮 Bun(6.06±2.01)[中成药,2010,32(11):2027-2028];③报告口唇水肿 1 例[中药药理与临床, 2014, 30（03）, 151–154]。

【注意事项】①不宜与洋地黄类药物同用。②心绞痛持续发作, 服药后不能缓解时应加用硝酸甘油等药物; 如出现剧烈心绞痛, 心肌梗死, 应及时救治。③忌食生冷、辛辣、油腻食物, 食勿过饱, 忌烟酒。④孕妇禁用。

第十二节 视网膜静脉阻塞

视网膜静脉阻塞是指以视力下降, 眼底见静脉扩张迂曲, 沿静脉分布区域的视网膜有出血、水肿和渗出为特征的疾病。少数患者可继发新生血管性青光眼。本病属中医"视瞻昏渺"等范畴。

治疗本病的中成药主要有十灰散（丸）、二陈丸、天麻钩藤颗粒、云南白药散（胶囊、片、膏、酊、气雾剂）、四逆散、复方血栓通胶囊、消栓口服液（胶囊、颗粒）、丹红化瘀口服液、和血明目片。

二陈丸

Erchen Wan

《中华人民共和国药典》2015 年版一部

【药物组成】半夏（制）、陈皮、茯苓、甘草。

【功能主治】燥湿化痰, 理气和胃。用于痰湿停滞导致的咳嗽痰多、胸脘胀闷、恶心呕吐。

【辨证要点】视网膜静脉阻塞: 痰瘀互结所致的头重眩晕, 胸闷脘胀, 咳嗽痰多; 舌有瘀点。

【剂型规格】水丸, 每袋装 9g。

【用法用量】口服。丸剂: 水丸每次 9~15g, 一日 2 次。

【临床应用】主要用于痰瘀互结型视网膜静脉阻塞等。

【注意事项】①肺阴虚所致的燥咳、咯血慎用；②本品辛香温燥、易伤阴津，不宜长期服用；③忌食辛辣、生冷、油腻食物。

十灰散（丸）

Shihui San（Wan）

《中华人民共和国药典临床用药须知：
中药成方制剂卷》2015年版

【药物组成】大蓟炭、小蓟炭、茜草炭、栀子炭、牡丹皮炭、棕榈炭、侧柏叶炭、白茅根炭、大黄炭、荷叶炭。

【功能主治】清热泻火，凉血止血。用于吐血、衄血、血崩及一切血出不止诸证。

【辨证要点】①视网膜静脉阻塞：血热妄行所致的眼底视网膜可见火焰状出血，沿静脉分布，血色鲜红，常有棉絮样斑块渗出。②鼻出血：鼻燥衄血，血色鲜红，口渴欲饮，鼻干，口干臭秽，烦躁，便秘；舌红苔黄，脉数。

【剂型规格】散剂：每瓶装3g。丸剂：水丸，每30丸重1g。

【用法用量】口服。散剂：一次3~9g，一日1~2次。水丸：一次3~9g，一日1~2次。

【临床应用】主要用于血热妄行型视网膜静脉阻塞、鼻出血等。①以48例外伤性前房积血患者为观察对象，按照就诊时间先后将患者分为对照组和观察组各24例。对照组静脉滴注氨甲苯酸注射液，观察组在其基础上给予十灰散联合血府逐瘀汤加减治疗，观察组24例患者，治愈10例，有效12例，无效2例，总有效率为91.67%（22/24），明显高于对照组的66.67%（治愈7例，有效9例，无效8例）（16/24），差异有统计学意义［中国乡村医药，2016，23（22）：41-42］。②治疗玻璃体积血97例，早期（出血期）以十灰散为主方，中期以血府逐瘀汤为主方，后期以逐瘀汤为主方，玻璃体积血变化及视力变化均有明显改善，治疗前后相比有统计学意义［医药世界，2009，11（08）：431-432］。

【注意事项】①脾胃虚寒所致的出血者慎用；②服药期间不宜服用辛辣、油腻食物；③体弱年迈者慎用，即使体质壮实者也当中病即止，不可过量、久用；④临床治疗时应先明确病因，配合针对疾病病因的药物综合诊治；⑤治疗大出血患者应配合补液、输血、抗休克及抗生素等疗法，病情危急者应考虑手术或其他疗法。

天麻钩藤颗粒
Tianma Gouteng Keli
《中华人民共和国药典》2015 年版一部

【药物组成】天麻、钩藤、石决明、栀子、黄芩、牛膝、盐杜仲、益母草、桑寄生、首乌藤、茯苓。

【功能主治】平肝息风，清热安神。用于肝阳上亢所引起的头痛、眩晕、耳鸣、眼花、震颤、失眠；高血压见上述症候者。

【辨证要点】视网膜静脉阻塞：阴虚阳亢所致的眩晕、急躁、腰膝酸软、遗精乏力。

【剂型规格】颗粒剂：①每袋装 5g（无蔗糖）；②每袋装 10g。

【用法用量】开水冲服。一次 1 袋，一日 3 次；或遵医嘱。

【临床应用】主要用于阴虚阳亢型视网膜静脉阻塞、原发性高血压视网膜病变等。天麻钩藤方治疗原发性高血压视网膜病变 60 例 120 眼，总有效率为 85%［全国第九次中医、中西医结合眼科学术年会，2010］。

【注意事项】舌绛无苔的阴虚动风证者（表现为手足震颤、蠕动，或肢体抽搐，眩晕耳鸣，口燥咽干，形体消瘦，五心烦热，潮热颧红）不宜用。

云南白药散（胶囊、片、膏、酊、气雾剂）

Yunnan Baiyao San（Jiaonang、Pian、Gao、Ding、Qiwuji）

《中华人民共和国药典》2015 年版一部

《中华人民共和国药典临床用药须知：

中药成方制剂卷》2015 年版

【药物组成】略。

【功能主治】化瘀止血，活血止痛，解毒消肿。用于跌打损伤，瘀血肿痛，吐血，咳血，便血，痔血，崩漏下血，手术出血，疮疡肿毒及软组织挫伤，闭合性骨折，支气管扩张及肺结核咳血，溃疡病出血，以及皮肤感染性疾病。

【辨证要点】视网膜静脉阻塞各证型。

【剂型规格】散剂，每瓶装 4g，保险子 1 粒。胶囊剂，每粒装 0.25g。片剂，每素片重 0.35g。膏剂：橡胶膏剂，①6.5cm×10cm；②6.5cm×4cm。酊剂，每瓶装①30ml；②50ml；③100ml。气雾剂，每瓶装①60ml；②1000ml。

【用法用量】胶囊剂：口服，一次 1~2 粒，一日 4 次（2~5 岁按 1/4 剂量服用，6~12 岁按 1/2 剂量服用）。片剂：刀、枪、跌打诸伤，无论轻重，出血者用温开水送服，瘀血肿痛与未流血者用酒送服；妇科各症用酒送服，但月经过多、红崩用温水送服。毒疮初起，服 1 片，另取数片碾细用酒调匀，敷患处，如已化脓，只需内服，其他内出血各症均可内服。口服，一次 1~2 片，一日 4 次（2~5 岁按 1/4 剂量服用，6~12 岁按 1/2 剂量服用）。凡遇较重之跌打损伤可先服保险子 1 粒，轻伤及其他病症不必服。膏剂：贴患处。酊剂：口服，常用量一次 3~5ml，一日 3 次；极量一次 10ml。外用：取适量擦揉患处，每次 3 分钟左右，一日 3~5 次，可止血消炎；风湿筋骨疼痛，蚊虫叮咬，Ⅰ、Ⅱ度冻伤可擦揉患处数分钟，一日 3~5 次。气雾剂：外用，喷于伤患处，一日

3~5 次。

【临床应用】主要用于各证型视网膜静脉阻塞、糖尿病视网膜病变眼底出血等。①视网膜静脉阻塞患者 60 例（60 眼）随机分组，采用大剂量云南白药治疗组配合扩血管药等治疗 30 例（30 眼），23 例视力提高，6 例视力不变，2 例视力减退，出血吸收，无反复出血，有效率为 76.67%，较对照组（30 例患者，14 例视力提高，11 例视力不变，5 例视力减退，总有效率为 46.7%）差异有统计学意义［中国冶金工业医学杂志，2009，26（05）：515-516］；②云南白药胶囊用于治疗糖尿病视网膜病变眼底出血 31 例 48 眼，总有效率为 89.58%（43/48），治疗后视力水平均显著改善［大家健康，2016，10（11）：85］；③糖尿病视网膜病变眼底出血患者 60 例随机分组，常规组患者 28 例，实验组患者 32 例，对两组患者均给予银杏达莫注射液进行治疗，实验组在此基础上加用适量的云南白药胶囊进行治疗，实验组与常规组的治疗总有效率分别为 93.8% 与 78.6%，比较数据差异显著［糖尿病新世界，2016（13）：47-48］。

【不良反应】①云南白药胶囊辅助治疗糖尿病视网膜病变眼底出血可获得与银杏达莫注射液相当的临床疗效，但不良反应更少，48 例患者中报告 1 例腹泻、2 例谷丙转氨酶升高［大家健康，2016，10（11）：85］。②报告严重过敏样反应 1 例［现代医药卫生，2016，32（15）：2450-2451］。③云南白药致不良反应 / 不良事件以过敏反应（过敏性休克和皮疹）最多，其次为中毒反应；经停药或对症处理患者均恢复正常［中国药房，2013，24（40）：3817-3819］。

【注意事项】①经期及哺乳期妇女慎用；②服药 1 日内，忌食蚕豆、鱼类及酸冷食物。

丹红化瘀口服液

Danhong Huayu Koufuye

《中华人民共和国药典》2015年版一部

【**药物组成**】丹参、当归、川芎、桃仁、红花、柴胡、枳壳。

【**功能主治**】活血化瘀,行气通络。用于气滞血瘀引起的视物不清、突然不见症;视网膜中央静脉阻塞症的吸收期见上述症候者。

【**辨证要点**】视网膜中央静脉阻塞:气滞血瘀所致的眼前有黑影,视物不清或有视物变形,眼底检查可见视网膜中央静脉阻塞的相关征象,伴胸闷、脘腹作胀或胁肋疼痛;舌红或紫暗、有瘀斑,苔白,脉弦。

【**剂型规格**】口服液,每支装10ml。

【**用法用量**】口服。一次10~20ml,一日3次,用时摇匀。

【**临床应用**】主要用于视网膜中央静脉阻塞、眼底出血等。①治疗单纯型糖尿病视网膜病变30例(眼数58),显效21眼,有效27眼,无效7眼,恶化3眼,总有效率为82.76%[中国实验方剂学杂志,2013,19(17):320-323];②治疗眼底出血86例(眼数98),显效49眼,有效32眼,无效17眼,总有效率为82.7%[中国中医药科技,2011,18(6):509]。

【**不良反应**】文献报道服用丹红化瘀口服液引起了严重腹痛1例[中国药师,2008,11(8):917]。

【**注意事项**】①孕妇慎用;②服药期间忌食辛辣、油腻食物。

四逆散

Sini San

《中华人民共和国药典临床用药须知：
中药成方制剂卷》2015 年版

【药物组成】柴胡、白芍、枳壳（麸炒）、甘草。

【功能主治】透解郁热，疏肝理脾。用于肝气郁结所致的胁
痛、痢疾，症见脘腹胁痛、热厥手足不温、泻痢下重。

【辨证要点】视网膜静脉阻塞：肝郁化火所致的视力下降，
胸胁满痛，烦躁易怒，面红耳赤，头昏，口苦咽干；舌红，苔黄，脉
弦数。

【剂型规格】散剂，每袋装 9g。

【用法用量】开水冲泡或煎服。一次 9g，一日 2 次。

【临床应用】主要用于肝郁化火型视网膜静脉阻塞等。

【注意事项】①肝阴亏虚胁痛者慎用；②寒厥所致四肢不温
者慎用；③孕妇慎用；④忌恼怒劳累，保持心情舒畅。

和血明目片

Hexue Mingmu Pian

《国家医保药品手册》（2017 年版）

【药物组成】蒲黄、地黄、丹参、墨旱莲、菊花、黄芩（炭）、决
明子、车前子、茺蔚子、女贞子、夏枯草、龙胆、郁金、木贼、赤芍、
牡丹皮、山楂、当归、川芎。

【功能主治】凉血止血，滋阴化瘀，养肝明目。用于阴虚肝
旺，热伤络脉所致的眼底出血。

【辨证要点】视网膜中央静脉阻塞：阴虚肝旺所致的视力下

降或突然不见,眼底瘀血征象,伴面红、口苦、耳鸣、心烦、潮热、盗汗。

【剂型规格】片剂,基片重 0.3g。

【用法用量】口服。一次 5 片,一日 3 次。

【临床应用】主要用于视网膜中央静脉阻塞等眼底出血症。①治疗视网膜静脉阻塞性眼底出血 102 例,痊愈 69 例,好转 32 例,无效 1 例,总有效率为 99.02%[海峡药学,2017,29(1):148–150];②治疗视网膜静脉阻塞 24 例,治愈 16 例,有效 5 例,无效 3 例,治愈率为 66.7%[中医药临床杂志,2015,27(2):218–219]。

复方血栓通胶囊
Fufang Xueshuantong Jiaonang
《中华人民共和国药典》2015 年版一部

【药物组成】三七、黄芪、丹参、玄参。

【功能主治】活血化瘀,益气养阴。用于血瘀兼气阴两虚证的视网膜静脉阻塞,症见视力下降或视觉异常,眼底瘀血征象,神疲乏力,咽干、口干等;以及用于血瘀兼气阴两虚的稳定型劳力性心绞痛,症见胸闷、胸痛、心悸、心慌、气短乏力、心烦、口干。

【辨证要点】视网膜中央静脉阻塞、视网膜静脉阻塞各证型:眼前有黑影一片遮挡,视物不清或有视物变形,眼底检查可见视网膜中央静脉阻塞的相关征象;伴口苦咽干,舌质淡紫,脉缓涩。

【剂型规格】胶囊剂,每粒装 0.5g。

【用法用量】口服。一次 3 粒,一日 3 次。

【临床应用】主要用于视网膜中央静脉阻塞、视网膜静脉阻塞各证型、黄斑性病变出血、眼底病等。①93 例黄斑性病变出

血性患者应用复方血栓通胶囊治疗 2 个月后,93 例患者,显效
40 例,有效 48 例,无效 5 例,总有效率为 94.62%[世界最新医
学信息文摘,2015,15(01):153-159]。②36 例眼底病患者共
计 42 眼,均使用复方血栓通胶囊进行治疗,治疗后显效 16 眼,
占 38.1%;有效 21 眼,占 50.0%;无效 5 眼,占 11.9%;治疗的总
有效率为 88.1%。相较于治疗前,治疗后患者的出、凝血时间
缩短,眼底病变明显改善,未出现新增血管[临床医学,2015,
35(11):58-59]。③将 183 例视网膜静脉阻塞患者随机分成对
照组 90 例和治疗组 93 例。对照组选用降血压、抗动脉粥样硬
化药物治疗,治疗组在对照组的基础上加服复方血栓通胶囊治
疗。治疗组 93 例患者,显效 34 例,有效 52 例,无效 7 例,总有
效率为 92.5%,对照组 90 例患者,显效 13 例,有效 31 例,无效
46 例,总有效率为 49.9%,两组的有效率比较,差异有统计学意
义[中医学报,2012,27(11):1515-1516]。

【不良反应】复方血栓通胶囊的不良反应报道很少:复方血
栓通胶囊诱发胃痛 1 例;复方血栓通胶囊成分中的黄芪有致头
痛、胃肠道不适等不良反应的报道[中医学报,2012,27(11):
1515-1516]。

【注意事项】①痰瘀阻络、气滞血瘀者慎用;②用药期间不
宜食用辛辣厚味、肥甘滋腻食物;③孕妇慎用。

消栓口服液(胶囊、颗粒)

Xiaoshuan Koufuye(Jiaonang、Keli)

《中华人民共和国药典》2015 年版一部
《中华人民共和国药典临床用药须知:
中药成方制剂卷》2015 年版

【药物组成】【功能主治】【剂型规格】【用法用量】【注意事
项】参见第一章第十一节视网膜动脉阻塞中的消栓口服液(胶

囊、颗粒）。

【辨证要点】视网膜静脉阻塞：气虚血瘀所致的视网膜色泽秽浊，出血部分吸收，血色暗黑，血管闭塞呈白线状；身倦懒言，气短乏力，头晕耳鸣，腰酸腿软。

【临床应用】主要用于视网膜静脉阻塞等。1 例 56 岁的女性患者经西药治疗无效，消栓口服液内服近 1 个月，诸恙皆除，右眼视力从 0.3 升为 1.0，右眼底出血基本吸收，黄斑区中心凹光反射良。随访 2 年，疗效稳定［中药材，2001，24（11）：849-850］。

【不良反应】报道消栓口服液致虚脱 1 例，注意该药最好不要在空腹时服用，以饭后 30~60 分钟服用为宜，以减少不良反应的发生［包头医学，1997，21（04）：187］。

第十三节　老年性黄斑病变

老年性黄斑变性多起病于 50 岁以上，是指以黄斑区色素脱失或增殖，玻璃膜疣，黄斑区脉络膜新生血管，视网膜色素上皮脱离，黄斑区反复出血导致视力下降或丧失为特征的疾病。本病又称年龄相关性黄斑变性，分为萎缩性黄斑变性和渗出性黄斑变性两种类型。本病属中医"视瞻昏眇""视直如曲""暴盲"的范畴。

治疗本病的中成药主要有血府逐瘀丸（胶囊、口服液）、参苓白术丸（散）、知柏地黄丸（浓缩丸）。

血府逐瘀丸（胶囊、口服液）

Xuefu Zhuyu Wan（Jiaonang、Koufuye）

《中华人民共和国药典》2015 年版一部

【药物组成】【功能主治】【剂型规格】【用法用量】【注意事项】参见第一章第十节葡萄膜炎中血府逐瘀丸（胶囊、口

服液)。

【辨证要点】老年性黄斑病变:痰瘀互结所致的倦怠乏力、纳呆。

【临床应用】主要用于老年性黄斑病变、视网膜静脉阻塞、糖尿病性视网膜病变等。①血府逐瘀胶囊与注射用纤溶酶联用治疗视网膜静脉阻塞的临床疗效显著,可改善患者的视力情况,减少并发症。观察组 41 例患者,治愈 20 例,有效 12 例,无效 9 例,总有效率为 78.0%,明显高于单用注射用纤溶酶的对照组(41 例患者,治愈 10 例,有效 10 例,无效 19 例,总有效率为48.8%)[新中医,2016,48(04):167-169]。②155 例糖尿病性视网膜病变患者分为两组,激光视网膜光凝术联合血府逐瘀口服液治疗者设为观察组,共 82 例 153 眼;另同时期单纯采用激光视网膜光凝术治疗者为对照组,共 73 例 142 眼。观察组 153例患者,视网膜水肿、渗出、出血疗效的总有效率为 90.85%,其中显效 119 例,有效 20 例,无效 14 例;黄斑水肿 153 例患者,显效 120 例,有效 23 例,无效 10 例,总有效率为 93.46%,均明显高于对照组,差异有统计学意义[广西中医药,2015,32(03):28-30]。

知柏地黄丸(浓缩丸)

Zhibo Dihuang Wan(Nongsuowan)

《中华人民共和国药典》2015 年版一部

【药物组成】【功能主治】【剂型规格】【用法用量】【注意事项】参见第一章第四节单纯疱疹病毒性角膜炎中的知柏地黄丸(浓缩丸)。

【辨证要点】①老年性黄斑变性:阴虚火旺所致的口干欲饮,潮热面赤,五心烦热,盗汗多梦,腰酸膝软;②慢性咽炎:咽干不适,灼热,隐痛,咽痒干咳,有异物感,腰膝酸软,五心烦热;③神经性耳聋:耳鸣,眩晕,腰膝酸软。

【临床应用】主要用于治疗老年性黄斑变性、闭角型青光眼、慢性咽炎、神经性耳聋、复发性口腔溃疡等。①在西医方法治疗闭角型青光眼的基础上,依患者证候对阴虚阳亢、肝阳上亢型口服知柏地黄丸,对肝胆火炽、风火攻目型口服羚羊钩藤汤。观察组的各项主要症状体征的阴转时间均较对照组明显缩短,尤其以眼压控制及视力提高大为显著,差异有统计学意义[中国社区医师,2007,23(22):48]。②复发性口腔溃疡给予知柏地黄丸治疗,39例患者,治愈15例,好转22例,无效2例,总有效率为,总有效率为94.9%,随访3个月,试验组溃疡复发1例,溃疡的复发率为2.6%[中医临床研究,2016,8(27):101-102]。

【不良反应】知柏地黄丸引起不良反应1例,主诉肛门周围痒、有刺痛,痔疮诱发,大便带血,鼻腔黏膜渗血。上述不良反应此前未见报道[中成药,1989,11(07):47]。

参苓白术丸(散)

Shenling Baizhu Wan(San)

《中华人民共和国药典》2015年版一部

【药物组成】【功能主治】【剂型规格】【用法用量】【注意事项】参见第一章第九节原发性开角型青光眼中参苓白术丸(散)。

【辨证要点】老年性黄斑变性:脾虚湿困所致的头重如裹,食少纳呆,大便溏薄。

【临床应用】主要用于白内障、脾虚湿困型老年性黄斑变性等。①参苓白术散口服联合妥布霉素地塞米松眼膏、左氧氟沙星、重组牛碱性成纤维细胞生长因子眼用凝胶滴眼液点眼可降低白内障患者 PHACO 术（超声乳化晶状体摘除术）后黄斑水肿的发病率［山东医药，2015，55（39）：84–86］；②参苓白术散治疗脾虚湿困型老年性黄斑变性的中医症状疗效为 80.00%，治疗对于脾虚湿困型老年性黄斑变性患者的中医症状疗效优于常规西药治疗［陕西中医，2009，30（9）：1189–1190］。

第十四节 视网膜静脉周围炎

视网膜静脉周围炎是指以视力反复下降、视网膜出血和视网膜静脉改变为特征的疾病。本病属中医"云雾移睛""视瞻昏眇""络损暴盲"等范畴。

治疗本病的中成药主要有云南白药散（胶囊、片、膏、酊、气雾剂）、龙胆泻肝丸（大蜜丸、水丸、颗粒、片、口服液）、归脾丸（合剂）、附子理中丸、知柏地黄丸（浓缩丸）。

云南白药散（胶囊、片、膏、酊、气雾剂）

Yunnan Baiyao San（Jiaonang、Pian、Gao、Ding、Qiwuji）

《中华人民共和国药典》2015 年版一部
《中华人民共和国药典临床用药须知：
中药成方制剂卷》2015 年版

【药物组成】【功能主治】【剂型规格】【用法用量】【注意事项】参见第一章第十二节视网膜静脉阻塞中的云南白药散（胶囊、片、膏、酊、气雾剂）。

【辨证要点】视网膜静脉周围炎：气滞血瘀所致的视力急剧下降，眼底视网膜出血，颜色紫暗；伴眼胀头痛，胸胁胀痛，情志抑郁，食少嗳气，或烦躁失眠；舌质红有瘀斑，苔薄白，脉弦或涩等。

【临床应用】主要用于视网膜静脉周围炎等。

【不良反应】①文献报道云南白药胶囊致严重过敏样反应

1 例［现代医药卫生，2016，32（15）：2450］；②云南白药胶囊致重症 Stevens-Johnson 综合征 1 例［医药导报，2016，32（15）：1386］；③联合氨甲环酸治疗肺结核咳血时出现胸闷、胃肠道反应、面色苍白的症状［临床医药文献杂志，2014，01（7）：358］。

龙胆泻肝丸（大蜜丸、水丸、颗粒、片、口服液）
Longdan Xiegan Wan（Damiwan、Shuiwan、Keli、Pian、Koufuye）

《中华人民共和国药典》2015 年版一部
《中华人民共和国药典临床用药须知：
中药成方制剂卷》2015 年版

【药物组成】【功能主治】【剂型规格】【用法用量】【注意事项】参见第一章第一节睑缘炎中的龙胆泻肝丸（大蜜丸、水丸、颗粒、片、口服液）。

【辨证要点】①视网膜静脉周围炎：心火亢盛所致的视力突降，或眼前云雾飘动，玻璃体积血；心烦失眠，口舌生疮，小便短赤；舌质红，脉数。②急性结膜炎：目赤肿痛，头痛，口苦，烦躁易怒，小便黄赤，大便秘结；舌红苔黄，脉弦数。③神经性耳聋：耳鸣如风雷声，耳聋时轻时重，每于郁怒之后加重，头痛，眩晕，心烦易怒；舌红苔黄，脉弦数。④化脓性中耳炎：耳内流脓，色黄而稠，耳内疼痛，听力减退；舌红苔黄，脉弦数。⑤外耳道疖肿：耳肿疼痛，口苦咽干，小便黄赤，大便秘结；舌红苔黄，脉弦数。

【临床应用】主要用于视网膜静脉周围炎、边缘性角膜炎、急性结膜炎、神经性耳聋、急性咽炎、化脓性中耳炎、外耳道疖肿等表现为肝胆实火或肝经湿热者。治疗边缘性角膜炎：29 例患者随机分为 2 组，对照组 14 例，治愈 2 例，显效 9 例，有效 3 例，无效 0 例，总有效率为 78.57%；治疗组 18 例，治愈 13 例，显效 4 例,有效 1 例,无效 0 例,总有效率为 94.44%。随访 1 个月对照组 14 例患者中治愈 12 例,愈显率为 85.71%,9 例患者中复发 1 例,复发率为 11.11%;治疗组 18 例患者全部痊愈,愈显率为 100%,1 例复发,复发率为 5.56%［新中医,2016,48(8):203］。

【不良反应】①其不良反应主要为对肾功能的损害,文献报道龙胆泻肝丸有致肾损害 32 例［中国药物应用与监测,2015,12(04):231］;②肾毒性,部分患者引发慢性肾损害,严重者致肾衰竭［China Licensed Pharmacist,2012,9(5):47］;③慢性间质性肾炎 16 例［中国中医药科技,2009,16(4):277］。本品所致的肾损害与其组方中的木通(为关木通)有关,现已改用木通。

归脾丸(合剂)

Guipi Wan(Heji)

《中华人民共和国药典》2015 年版一部
《中华人民共和国药典临床用药须知:
中药成方制剂卷》2015 年版

【药物组成】炙黄芪、龙眼肉、党参、炒白术、当归、茯苓、炒酸枣仁、制远志、木香、炙甘草、大枣(去核)。

【功能主治】益气健脾,养血安神。用于心脾两虚,气短心悸,失眠多梦,头晕头昏,肢倦乏力,食欲缺乏,崩漏便血。

【辨证要点】视网膜静脉周围炎:气血亏虚所致的视力突然减退,或见蚊蝇飞舞,伴气短心悸,失眠多梦,头晕头昏,舌质淡,苔白,脉细弱。

【剂型规格】丸剂:浓缩丸,每 8 丸相当于饮片 3g。合剂:①每支装 10ml;②每瓶装 100ml;③每瓶装 120ml。

【用法用量】丸剂:用温开水或生姜水送服。浓缩丸一次

8~10 丸，一日 3 次。合剂：一次 10~20ml，一日 3 次，用时摇匀。

【临床应用】主要用于视网膜静脉周围炎等。

【不良反应】有少数病例出现疲倦、头痛、头晕、心悸、恶心呕吐、便秘、排尿障碍及性功能障碍等不良反应，均不严重[中国民康医学，2010，22（ 02 ）：142]。

【注意事项】①本品含甘草，不宜与海藻、大戟、甘遂、芫花同用；②含党参，不宜与藜芦同用；③本品为心脾两虚之证而设，若阴虚火旺者（症见咽干口燥、心烦易怒、舌质红绛）忌用；④服药期间宜食清淡、易消化的食品，忌食辛辣、生冷、油腻之品，以免加重病情。

附子理中丸

Fuzi Lizhong Wan

《中华人民共和国药典》2015 年版一部

【药物组成】制附子制、党参、炒白术、干姜、甘草。

【功能主治】温中健脾。用于脾胃虚寒，脘腹冷痛，呕吐泄泻，手足不温。

【辨证要点】视网膜静脉周围炎：脾肾阳虚所致的视物昏蒙，病程较长，出现玻璃体腔内增殖膜、眼底视网膜出血增殖病变及新生血管；畏寒肢冷，头晕目眩，面色㿠白，气短懒言，周身乏力，大便稀溏；舌质暗淡，苔薄白，脉沉细。

【剂型规格】丸剂：大蜜丸，每丸重 9g；小蜜丸，每 100 丸重20g。

【用法用量】口服。大蜜丸一次 1 丸，小蜜丸一次 9g，一日2~3 次。

【临床应用】主要用于视网膜静脉周围炎等。

【不良反应】有报道附子理中丸治疗慢性胃炎时有出现恶心呕吐的症状[中药药理与临床，2015，31（ 01 ）：246]。

【注意事项】①本品含附子,不宜与半夏、瓜蒌、贝母、白蔹、白及同用;②本品含有党参,不宜与藜芦同用;③本品含甘草,不宜与海藻、大戟、甘遂、芫花同用;④本品含附子,为有毒药物,不宜过量、久服;⑤孕妇慎服;⑥大肠温热泄泻,症见腹痛下痢、里急后重,或大便脓血、肛门灼热、小便短赤、舌苔黄腻者忌用;⑦口燥咽干、潮热颧红、五心烦热、盗汗舌红苔黄少津之阴虚阳盛,热症疼痛患者忌用;⑧温热燥气之失血者禁用;⑨感冒发热患者不宜服用;⑩服药期间宜食用易消化的食物,忌生冷油腻之品。

知柏地黄丸（浓缩丸）

Zhibo Dihuang Wan（Nongsuowan）

《中华人民共和国药典》2015 年版一部

【药物组成】【功能主治】【剂型规格】【用法用量】【注意事项】参见第一章第四节单纯疱疹病毒性角膜炎中的知柏地黄丸（浓缩丸）。

【辨证要点】①视网膜静脉周围炎:阴虚火旺所致的午后潮热,骨蒸劳热,夜间发热,手足心热,烦躁,见盗汗者:寐中汗出,醒后自止,五心烦热或潮热,两颧色红,口渴,咽干。②慢性咽炎:咽干不适,灼热,隐痛,咽痒干咳,有异物感,腰膝酸软,五心烦热。③神经性耳聋:耳鸣,眩晕,腰膝酸软。

【临床应用】主要用于视网膜静脉周围炎、慢性牙周炎、慢性咽炎、口腔溃疡、神经性耳聋等。治疗慢性牙周炎:治疗组100 例患者,显效 54 例,有效 38 例,无效 8 例,治疗组的总有效率为 92.0%［北京药方,2016,13（4）:82］。

【不良反应】①有报道知柏地黄丸联合曲普瑞林治疗特发性性早熟出现局部注射疼痛［现在中西医结合杂志,2013,22（26）:2869］。②知柏地黄丸治疗反复流产后抗精子抗体阳性出现恶心的症状［临床探讨，2009，47（24）：215］。③有口服后出现肛门周围瘙痒、刺痛、痔疮发作，大便带血，鼻腔黏膜渗血1例的报道。有报道知柏地黄丸加维生素C引起闭经1例［中国误诊学杂志，2006，6（2）：208］。

第十五节　中心性浆液性脉络膜视网膜病变

中心性浆液性脉络膜视网膜病变是指以黄斑区水肿渗出、视力下降、视物有灰黄色暗影遮挡或视物变形为主要临床特征的疾病。本病有一定的自限性，易复发。本病属中医"视瞻有色""视直如曲""视瞻昏眇"等范畴。

治疗本病的中成药主要有六味地黄丸（浓缩丸、软胶囊、胶囊、颗粒）、五苓散（胶囊、片）、丹栀逍遥丸、甘露消毒丸、杞菊地黄丸（口服液）、明目地黄丸（浓缩丸）、逍遥丸（水丸、浓缩丸、片、胶囊）。

六味地黄丸（浓缩丸、软胶囊、胶囊、颗粒）

Liuwei Dihuang Wan（Nongsuowan、Ruanjiaonang、Jiaonang、Keli）

《中华人民共和国药典》2015年版一部

【药物组成】熟地黄、酒萸肉、山药、泽泻、茯苓、牡丹皮。

【功能主治】滋阴补肾。用于肾阴亏损，头晕耳鸣，腰膝酸软，骨蒸潮热，盗汗遗精，消渴。

【辨证要点】①中心性浆液性脉络膜视网膜病变：肝肾阴虚所致的视物模糊，眼前暗影，视大为小，视直为曲，眼干不适，病程迁延或屡次发作，黄斑区色素紊乱，或兼少许黄白色渗出，中心凹反光幽暗；或伴头晕耳鸣，咽干口燥，腰酸膝软；舌质红，少苔，脉弦细。②中心性浆液性脉络膜视网膜病变发热者：阴精亏虚,阴衰则阳盛,水不制火,而见午后潮热,骨蒸劳热,夜间发热,手足心热,烦躁,口燥咽干,腰膝酸软;见盗汗者:寐中汗出,醒后自止,五心烦热,颧红,口渴咽干。③神经性耳聋:肾阴亏耗,耳窍失养,而见耳鸣,眩晕,腰膝酸软。

【剂型规格】丸剂:大蜜丸,每丸重9g;小蜜丸,每10丸重2g;水丸,每袋装5g;浓缩丸,每8丸相当于原生药3g。软胶囊剂:每粒装0.38g。胶囊剂:①每粒装0.3g;②每粒装0.5g。颗粒剂:每袋装5g。

【用法用量】口服。丸剂:大蜜丸一次1丸,一日2次;水丸一次5g;小蜜丸一次9g;浓缩丸一次8丸,一日3次。软胶囊剂:一次3粒,一日2次。胶囊剂:规格①一次1粒,规格②一次2粒,一日2次。颗粒剂:开水冲服,一次1袋,一日2次。

【临床应用】主要用于中心性浆液性脉络膜视网膜病变、神经性耳聋等。

【不良反应】①有文献报道患者服用六味地黄丸后出现心慌、食欲缺乏、心烦意乱、入睡困难等症状;也有患者出现阴囊部轻度瘙痒,并有黏液流出[中医临床研究,2016,8(28):101]。②六味地黄丸结合逍遥丸治疗广泛性焦虑症时出现头痛、嗜睡的现象[中国当代医药,2014,21(20):77]。③有报道称六味地黄丸和奥氮平对老年痴呆精神行为症状的治疗过程中出现嗜睡、头痛、头昏、失眠、锥体外系副作用[中医药导报,2013,19(12):39]。

【注意事项】①本品为阴虚证而设,体实及阳虚者忌服;②感冒者慎用,以免表邪不解;③本品药性滋腻,有碍消化,凡脾虚、气滞、食少纳呆者慎服;④服药期间饮食宜选清淡、易消化之品,忌食辛辣、油腻之品。

五苓散(片、胶囊)

Wuling San(Pian、Jiaonang)

《中华人民共和国药典》2015年版一部

《中华人民共和国药典临床用药须知：
中药成方制剂卷》2015年版

【药物组成】【功能主治】【剂型规格】【用法用量】【注意事项】参见第一章第九节原发性开角型青光眼中的五苓散(片、胶囊)。

【辨证要点】①中心性浆液性脉络膜视网膜病变：水湿上泛所致的视物模糊，眼前暗影色成灰黄，视大为小，视直为曲，黄斑水肿，边缘晕轮，中心凹反光消失；或伴胸闷腹胀，纳呆便溏，恶心呕吐；舌质淡，苔白腻，脉濡或滑。②中心性浆液性脉络膜视网膜病变痰饮者：脐下悸动，头眩，吐涎沫，短气而咳，小便不利；舌苔白腻，脉濡。

【临床应用】主要用于中心性浆液性脉络膜视网膜病变等。

【不良反应】①结合补阳还五汤治疗骨折后深静脉血栓有出现过敏现象的报道[临床合理用药，2016，9(1C)：129]；②有报道五苓散结合银翘散治疗小儿肾病时出现库欣样体态、痤疮、感染[贵阳中医学院学报，2013，35(3)：154]。

丹栀逍遥丸

Danzhi Xiaoyao Wan

《中华人民共和国药典临床用药须知：
中药成方制剂卷》2015年版

【药物组成】【功能主治】【剂型规格】【用法用量】【注意事项】参见第一章第八节原发性闭角型青光眼中的丹栀逍

遥丸。

【辨证要点】①中心性浆液性脉络膜视网膜病变：肝郁气滞所致的视物模糊，眼前暗影，视大为小，视直为曲，黄斑水肿或兼渗出；或伴胸胁胀痛，口燥咽干；舌质淡红，苔薄黄，脉弦数。②中心性浆液性脉络膜视网膜病变郁证者：情绪低落，闷闷不乐，喜叹息，胸闷胁痛，腹胀便溏，心烦不寐，甚至急躁易怒，舌红苔黄，脉弦细数；见胁痛者：两胁胀痛，口苦咽干，胃脘胀闷，食后加重，苔黄腻，脉弦滑数。

【临床应用】主要用于中心性浆液性脉络膜视网膜病变等。配合漱口液治疗经前期口腔溃疡，42 例患者中痊愈 13 例，显效 17 例，有效 10 例，无效 2 例，总有效率为 95.24%［山西中医，2012，28（12）：16］。

【不良反应】联合盐酸舍曲林片出现口干、头晕、失眠、消化不良的症状［中国药业，2016（14）：35–37］。

甘露消毒丸

Ganlu Xiaodu Wan

《中华人民共和国药典》2015 年版一部

【药物组成】滑石、茵陈、黄芩、石菖蒲、豆蔻、藿香、薄荷、射干、川贝母、木通、连翘。

【功能主治】芳香化湿，清热解毒。用于暑湿蕴结，身热肢痠，胸闷腹胀，尿赤黄疸。

【辨证要点】①中心性浆液性脉络膜视网膜病变：痰湿化热所致的视物模糊，眼前的暗影色呈棕黄，视大为小，视直为曲，黄斑水肿夹有黄白色点状渗出，中心凹反光不清；或伴头重胸闷，食少口苦，或满腹痰多，恶心呕吐，小便短赤；舌质红，苔黄腻，脉濡数或滑数。②中心性浆液性脉络膜视网膜病变：湿温所致的身热肢痠，胸闷，腹胀，咽痛，尿赤或身目发黄；舌苔黄腻或厚腻。

　　【剂型规格】丸剂,每 50 粒重约 3g。

　　【用法用量】口服。一次 6~9g,一日 2 次。

　　【临床应用】主要用于中心性浆液性脉络膜视网膜病变、真菌性角膜炎、咽喉炎等。治疗真菌性角膜炎：16 例患者中治愈 15 例、有效 1 例,总有效率为 100%［医药论坛杂志,2016,37（10）:127］;

　　【不良反应】①另有报道长期间断服用甘露消毒丸可引起慢性小管间质性肾炎、肾小管酸中毒及泌尿系统恶性肿瘤发生率高的不良反应［中华肾脏病杂志,2004,20（21）:20］。②有人回顾性分析了 12 例患者长期不规则服用常规剂量的甘露消毒丸,临床上表现为肾功能快速进展的慢性肾小管间质性肾病,12 例患者均以明显贫血、多尿及夜尿增多、消化道等症状为主要临床症状;尿蛋白均低于 2g/24h,且以小分子蛋白为主,均出现尿糖,部分伴有肾小管酸中毒;Scr 的升高与贫血、双肾萎缩有关,而与服药时间、剂量无关。提示长期服用常规剂量的甘露消毒丸（含关木通）可导致慢性肾小管间质性肾病［安徽医药,2003,7（1）:27］。但值得注意的是本品所致的肾病与其组方中的关木通有关,现已改用木通,不含有马兜铃酸类成分。

　　【注意事项】①本品含有川贝母,不宜与川乌、附子、草乌同用;②孕妇禁用;③本品芳香化湿,清热解毒,寒湿内阻者（症见黄疸日久不退,神疲身倦,四肢欠温,纳少易吐,大便溏薄,色灰白,小便短少,甚是腹胀气短）慎用;④服药期间忌食辛辣、生冷、油腻食物。

杞菊地黄丸(口服液)

Qiju Dihuang Wan(Koufuye)

《中华人民共和国药典》2015 年版一部
《中华人民共和国药典临床用药须知:
中药成方制剂卷》2015 年版

【**药物组成**】【**功能主治**】【**剂型规格**】【**用法用量**】【**注意事项**】参见第一章第五节眼干燥症中的杞菊地黄丸(口服液)。

【**辨证要点**】①中心性浆液性脉络膜视网膜病变:肝肾阴虚所致的视物模糊,眼前暗影,视大为小,视直为曲,眼干不适,病程迁延或屡次发作,黄斑区色素紊乱,或兼少许黄白色渗出,中心凹反光幽暗;或伴头晕耳鸣,咽干口燥,腰酸膝软;舌质红,少苔,脉弦细。②视神经萎缩:视物不清,不能久视。③眼干燥症:双目干涩,羞明畏光。④老年性白内障初期:视力缓慢下降,视物昏花,晶状体轻度混浊。⑤耳聋:耳鸣,耳聋,伴腰酸腰痛,口干咽燥,潮热,盗汗。

【**临床应用**】主要用于中心性浆液性脉络膜视网膜病变、视神经萎缩、眼干燥症、老年性白内障初期、耳聋等。①治疗视频显示终端(VDT)视疲劳:46 例患者中显效 35 例(76.09%),有效 9 例(19.57%),无效 2 例(4.35%),总有效率达 95.65%[现代中西医结合杂志,2011,20(27):3408]。

【**不良反应**】①治疗原发性高血压有 2 例出现踝部轻度水肿,合用利尿药后消退[实用中医药杂志,2011,27(4):244];②有文献报道口服本品出现过敏反应[中国中医药现代远程教育,2007,5(12):50]。

明目地黄丸（浓缩丸）

Mingmu Dihuang Wan（Nongsuowan）

《中华人民共和国药典》2015 年版一部

【**药物组成**】熟地黄、酒萸肉、枸杞子、山药、当归、白芍、蒺藜、煅石决明、牡丹皮、茯苓、泽泻、菊花。

【**功能主治**】滋肾，养肝，明目。用于肝肾阴虚，目涩畏光，视物模糊，迎风流泪。

【**辨证要点**】①中心性浆液性脉络膜视网膜病变：肝肾阴虚所致的视物模糊，眼前暗影，视大为小，视直为曲，眼干不适，病程迁延或屡次发作，黄斑区色素紊乱，或兼少许黄白色渗出，中心凹反光幽暗；或伴头晕耳鸣，咽干口燥，腰酸膝软；舌质红，少苔，脉弦细。②慢性球后视神经炎、轻度视神经萎缩、视网膜黄斑部的退行性病变：眼外观端好，无异常人，自觉视力渐降。③角膜结膜干燥症：伤神水，目干涩不爽，视物昏花，甚则黑睛枯干光损；常伴口干鼻燥，妇女月经不调、白带稀少。④泪囊吸引泪液下行的功能减弱症：初起迎风流泪，甚则时时泪下，但冲洗泪道检查仍然通畅。

【**剂型规格**】丸剂：水蜜丸，每袋 6g；大蜜丸，每丸重 9g；浓缩丸，每 8 丸相当于原生药 3g。胶囊剂：每粒装 0.5g。

【**用法用量**】口服。水蜜丸一次 6g，大蜜丸一次 1 丸，一日 2 次；浓缩丸一次 8~10 丸，一日 3 次。胶囊剂一次 3 粒，一日 3 次。

【**临床应用**】主要用于中心性浆液性脉络膜视网膜病变、慢性视神经视网膜疾病如慢性球后视神经炎、轻度视神经萎缩、视网膜黄斑部的退行性病变、角膜结膜干燥症、泪囊吸引功能不良、非增殖期 2 型糖尿病的视网膜病变等。①治疗视神经萎缩：30 例患者中显效 16 例，有效 12 例，无效 2 例，总有效率为

93.33%［中医中药，2017，15（5）：183］；②治疗非增殖期 2 型糖尿病的视网膜病变：45 例患者中显效 26 例，有效 17 例，无效 2 例，总有效率为 95.56%［中国中医急症，2016，25（12）：2345］。

【不良反应】①有文献报道明目地黄丸联合复方樟柳碱治疗视神经萎缩 30 例患者中出现 1 例腹泻、1 例注射部位疼痛［中医中药，2017，15（5）：183］；②明目地黄丸联合玻璃酸钠滴眼液治疗眼干燥症时出现视网膜模糊 1 例、结膜充血 1 例［内蒙古中医药，2017，2（14）：65］。

【注意事项】①暴发火眼者忌用。②肝经风热、肝火上扰者不宜使用。③脾胃虚弱、肝胆湿热者慎用。④儿童应用时应先到医院检查眼部情况，如无其他眼病方可服用；如有迎风流泪或视力急剧下降者，应去医院就诊。⑤忌烟、酒、油腻、辛辣、鱼腥等刺激性食物。⑥本品含白芍，不宜与藜芦同用。

逍遥丸（水丸、浓缩丸、片、胶囊）
Xiaoyao Wan（Shuiwan、Nongsuowan、Pian、Jiaonang）
《中华人民共和国药典》2015 年版一部

【药物组成】柴胡、当归、白芍、炒白术、茯苓、炙甘草、薄荷。

【功能主治】疏肝健脾，养血调经。用于肝郁脾虚所致的郁闷不舒，胸胁胀痛，头晕目眩，食欲减退，月经不调。

【辨证要点】中心性浆液性脉络膜视网膜病变：肝郁气滞所致的视物模糊，眼前暗影，视大为小，视直为曲，黄斑水肿或兼渗出；或伴胸胁胀痛，口燥咽干；舌质淡红，苔薄黄，脉弦数。

【剂型规格】丸剂：小蜜丸，每 100 丸重 20g；大蜜丸，每丸重 9g；水丸，每 50 粒重 3g；浓缩丸，每 8 丸相当于原药材 3g。合剂：每瓶 100ml。片剂：每片 0.35g。

【用法用量】口服。丸剂：小蜜丸一次 9g，大蜜丸一次 1 丸，一日 2 次；水丸一次 6~9g，一日 1~2 次；浓缩丸一次 8 丸，一日 3 次。合剂：一次 10~15ml，一日 2 次。片剂：一次 4 片，一日 2 次。

【临床应用】主要用于中心性浆液性脉络膜视网膜病变等。

【不良反应】①治疗乳腺增生，有 23 例患者出现月经过多且经期延长，有 13 例患者出现贫血［现代中西医结合杂志，2015，24（2）：140］；②有报道逍遥丸合六味地黄丸治疗广泛性焦虑症时出现头痛、嗜睡的现象［中国当代医药，2014，21（20）：77］。

【注意事项】①本品含白芍，不宜与藜芦同用；②本品含甘草，不宜与甘遂、大戟、海藻和芫花同用；③凡肝肾阴虚所致的胁肋胀痛、咽干口燥、舌红少津者慎用；④月经过多者不宜服用本药；⑤感冒时不宜服用本药；⑥服药期间忌辛辣生冷食物，饮食宜清淡。

第十六节　原发性视网膜色素变性

原发性视网膜色素变性是指以夜盲、视野缩小、视力下降为特征的疾病。从遗传学角度分为 4 类，即常染色体显性遗传、常染色体隐性遗传、性连锁隐性遗传和散发型（无家族史）。本病属中医"高风雀目"的范畴。

治疗本病的中成药主要有十全大补丸（口服液）、右归丸、补中益气丸（口服液、合剂、颗粒）、明目地黄丸（浓缩丸）。

十全大补丸（口服液）

Shiquan Dabu Wan（Koufuye）

《中华人民共和国药典》2015 年版一部

《中华人民共和国药典临床用药须知：

中药成方制剂卷》2015 年版

【药物组成】熟地黄、党参、炒白术、茯苓、炙黄芪、当归、酒

白芍、肉桂、川芎、炙甘草。

【功能主治】温补气血。用于气血两虚,面色苍白,气短心悸,头晕自汗,体倦乏力,四肢不温,月经量多。

【辨证要点】①原发性视网膜色素变性:气虚血瘀证所致的夜盲,视野狭窄,视力模糊;病情日久,视盘蜡黄色,视网膜血管纤细,脉络膜血管硬化;舌质淡,苔薄白,脉细。②原发性视网膜色素变性自汗者:汗出,体倦乏力,面色无华,神疲气短;月经量多者:月经量多,色淡红,质清稀,小腹空坠,面色苍白,神疲体倦,气短懒言。

【剂型规格】丸剂:小蜜丸,每 100 粒重 20g;大蜜丸,每丸重 9g;浓缩丸,每 8 丸相当于原药材 3g。口服液:每瓶装 10ml。

【用法用量】口服。丸剂:小蜜丸一次 9g,大蜜丸一次 1 丸,一日 2~3 次;浓缩丸一次 8~10 丸,一日 3 次。口服液:一次 1瓶,一日 2~3 次。

【临床应用】主要用于原发性视网膜色素变性、原发性视网膜色素变性自汗者等。

【注意事项】①本品含党参、白芍,不宜与藜芦同用。②含有肉桂,不宜与赤石脂同用。③含有甘草,不宜与海藻、大戟、甘遂、芫花同用。④不宜和感冒类药同时服用。⑤孕妇禁用。⑥身体壮实不虚者慎用。⑦内有实热,外感风寒、风热及阴虚火旺、咳嗽失血者禁用。实热证见壮热烦躁、面红目赤、渴喜冷饮、胸痛痰黄、腹痛拒按、大便秘结、小便短赤、舌红苔黄等;外感风寒表现为恶寒发热、浑身酸痛、鼻流清涕、咳嗽吐稀白痰、口不渴或渴喜热饮;外感风热表现为发热重、微恶风、头胀痛、有汗、咽喉红肿疼痛、咳嗽、痰黏或黄、鼻塞黄涕、口渴喜饮;阴虚火旺表现为午后潮热,或夜间发热、手足心发热,或骨蒸潮热、心烦、少寐、多梦、口干咽燥、大便干结。本品为纯补之剂,凡病邪未尽者不宜用。⑧服药期间饮食宜选清淡、易消化之品。⑨忌食生冷、油腻食物,本品宜饭前服用或进食同时服。

右归丸

Yougui Wan

《中华人民共和国药典》2015 年版一部

【**药物组成**】肉桂、炮附片、鹿角胶、盐杜仲、菟丝子、酒萸肉、熟地黄、枸杞子、当归、山药。

【**功能主治**】温补肾阳,填精止遗。用于肾阳不足,命门火衰,腰膝酸冷,精神不振,怯寒畏冷,阳痿遗精,大便溏薄,尿频而清。

【**辨证要点**】①原发性视网膜色素变性:肾阳不足所致的夜盲,视物模糊,视野缩小;面色萎黄,神疲乏力,畏寒肢冷,耳鸣耳聋,阳痿早泄,夜尿频多,女子月经不调,量少色淡;舌质淡,苔薄,脉细无力。②原发性视网膜色素变性阳痿者:阳事不举,精薄清冷,头晕,耳鸣,面色苍白,精神萎靡,腰膝酸软,畏寒肢冷,舌淡苔白,脉沉细;见遗精者:梦遗日久,或滑精,或余湿不尽,形寒肢冷,舌淡嫩有齿痕,苔白滑,脉沉细。

【**剂型规格**】丸剂:小蜜丸,每 10 丸重 1.8g;大蜜丸,每丸重 9g。

【**用法用量**】口服。小蜜丸一次 9g,大蜜丸一次 1 丸,一日 3 次。

【**临床应用**】主要用于原发性视网膜色素变性等。

【**不良反应**】①联合环磷酰胺治疗激素抵抗型肾病综合征时出现胃肠道反应、感染、肝功能损害的症状[实用中西医结合临床,2017,17(2):121];②右归丸联合安络痛胶囊治疗阳虚寒凝型膝骨性关节炎有出现胃部轻度不舒服、便秘、口干的症状[Chin J Pharmacoepidemiol,2016,25(6):342]。

【**注意事项**】①本品含肉桂,不宜与赤石脂同用;②含有附片,不宜与半夏、瓜蒌、贝母、白蔹、白及同用;③方中有肉桂、附子大温大热之品,不宜过量、久服,以免伤阴;④孕妇忌用;⑤本品为命门火衰精气虚寒、阳痿虚证所设,若思虑忧郁、劳伤心脾、恐惧伤肾、湿热下注所致的阳痿(症见阳痿不举,或举而不坚,胆怯多疑,心悸易惊,夜寐不安,易醒)忌用;⑥本品为脾肾阳虚泄泻所致,若外感寒湿或外感暑湿、湿热以及食滞伤胃、肝气乘脾所致的泄泻(症见胸胁胀闷,嗳气食少,抑郁恼怒或情绪紧张之时即发生腹痛泄泻)忌用;⑦服药期间忌生冷饮食,忌房事。

补中益气丸(口服液、合剂、颗粒)
Buzhong Yiqi Wan(Koufuye、Heji、Keli)
《中华人民共和国药典》2015 年版一部

【药物组成】【功能主治】【剂型规格】【用法用量】【注意事项】参见第一章第七节老年性白内障中的补中益气丸(口服液、合剂、颗粒)。

【辨证要点】原发性视网膜色素变性:脾虚气弱所致的夜盲,视物模糊,视物疲劳,不能久视,视野变小;面无华泽,肢体乏力,食纳不馨,或有便溏泄泻;舌质淡,边有齿痕,苔薄白,脉细弱。

【临床应用】主要用于原发性视网膜色素变性等。

【不良反应】有报道口服本品可引起药疹[中国中药杂志,2002,27(2):157]。

明目地黄丸(浓缩丸)
Mingmu Dihuang Wan(Nongsuowan)
《中华人民共和国药典》2015 年版一部

【药物组成】【功能主治】【剂型规格】【用法用量】【注意事项】参见第一章第十五节中心性浆液性脉络膜视网膜病变中的

明目地黄丸（浓缩丸）。

【辨证要点】①慢性球后视神经炎、轻度视神经萎缩、视网膜黄斑部的退行性病变：眼外观端好，无异常人，自觉视力渐降，曚昧不清。②角膜结膜干燥症：伤神水，目干涩不爽，视物昏花，甚则黑睛枯干光损；常伴口干鼻燥，妇女月经不调、白带稀少。③泪囊吸引泪液下行的功能减弱症：初起迎风流泪，甚则时时泪下，但冲洗泪道检查仍然通畅。

【临床应用】主要用于慢性视神经视网膜疾病如慢性球后视神经炎、轻度视神经萎缩、视网膜黄斑部的退行性病变、角膜结膜干燥症、泪囊吸引功能不良等。①治疗视神经萎缩：30例患者中显效16例，有效12例，无效2例，总有效率为93.33%［中医中药，2017，15（5）：183］；②治疗非增殖期2型糖尿病的视网膜病变：45例患者中显效26例，有效17例，无效2例，总有效率为95.56%［中国中医急症，2016，25（12）：2345］。

【不良反应】①有文献报道明目地黄丸联合复方樟柳碱治疗视神经萎缩30例患者中出现1例腹泻、1例注射部位疼痛［中医中药，2017，15（5）：183］；②明目地黄丸联合玻璃酸钠滴眼液治疗眼干燥症时出现视网膜模糊1例、结膜充血1例［内蒙古中医药，2017（14）：65］。

第十七节　急性视神经炎

急性视神经炎是指以视力突然下降，眼底视盘充血、水肿为特征的疾病。本病属中医"暴盲"的范畴。

治疗本病的中成药主要有人参养荣丸、龙胆泻肝丸（大蜜丸、水丸、颗粒、片、口服液）、知柏地黄丸（浓缩丸）、逍遥丸（水丸、浓缩丸、片、胶囊）。

人参养荣丸

Renshen Yangrong Wan

《中华人民共和国药典》2015 年版一部

【**药物组成**】人参、熟地黄、土白术、茯苓、炙黄芪、五味子（酒蒸）、当归、白芍（麸炒）、肉桂、制远志、陈皮、炙甘草。

【**功能主治**】温补气血。用于心脾不足，气血两亏，形瘦神疲，食少便溏，病后虚弱。

【**辨证要点**】急性视神经炎：气血两虚所致的病久体弱，或失血过多，或产后哺乳期发病，视物模糊；兼见面白无华或萎黄，爪甲唇色淡白，少气懒言，倦怠神疲；舌质淡，苔薄白，脉细弱。

【**剂型规格**】大蜜丸，每丸重 9g。

【**用法用量**】口服。大蜜丸一次 1 丸，一日 1~2 次。

【**临床应用**】主要用于急性视神经炎等。

【**不良反应**】有文献报道服用本品发生 1 例轻度不良反应，主要是胃部不适、大便干结、口舌生疮、头晕乏力等［中国中医药科技，2009，16（6）：482］。

【**注意事项**】①孕妇慎用；②火热盛者忌用；③心火亢盛、灼伤阴液所致的心悸失眠（症见心中烦热，焦躁失眠，口舌干燥糜烂疼痛，口渴，小便短赤，舌红，脉数）等忌用；④风寒、风热感冒及消化不良、烦躁不安等症不宜服用；⑤服药期间饮食宜选清淡之品；⑥本品含有人参、白芍，不宜与藜芦、五灵脂配伍用药。

龙胆泻肝丸（大蜜丸、水丸、颗粒、片、口服液）

Longdan Xiegan Wan（Damiwan、Shuiwan、Keli、Pian、Koufuye）

《中华人民共和国药典》2015 年版一部

《中华人民共和国药典临床用药须知：

中药成方制剂卷》2015 年版

【药物组成】【功能主治】【剂型规格】【用法用量】【注意事项】参见第一章第一节睑缘炎中的龙胆泻肝丸（大蜜丸、水丸、颗粒、片、口服液）。

【辨证要点】①急性视神经炎：肝经实热所致的视力急降甚至失明，伴眼球胀痛或转动时作痛，眼底可见视盘充血肿胀、边界不清、视网膜静脉扩张、迂曲、颜色紫红，视盘周围水肿、渗出、出血，或眼底无异常；全身症见头胀耳鸣、胁痛口苦；舌质红，苔黄，脉弦数。②急性结膜炎：目赤肿痛，头痛，口苦，烦躁易怒，小便黄赤，大便秘结；舌红苔黄，脉弦数。③神经性耳聋：耳鸣如风雷声，耳聋时轻时重，每于郁怒之后加重，头痛，眩晕，心烦易怒；舌红苔黄，脉弦数。④化脓性中耳炎：耳内流脓，色黄而稠，耳内疼痛，听力减退；舌红苔黄，脉弦数。⑤外耳道疖肿：耳肿疼痛，口苦咽干，小便黄赤，大便秘结；舌红苔黄，脉弦数。

【临床应用】主要用于急性视神经炎、急性结膜炎、神经性耳聋、化脓性中耳炎、外耳道疖肿等。治疗边缘性角膜炎：29 例患者随机分为 2 组，对照组 14 例，治疗组 15 例，疗程为 1 周，随访 1 个月。治愈率、愈显率治疗组分别为 72.22% 和 94.44%，对照组分别为 14.29% 和 78.57%。随访 1 个月，愈显率、复发率治疗组分别为 100% 和 5.56%，对照组分别为 85.71% 和 11.11%［新中医，2016，48（8）：203］。

【不良反应】其不良反应主要为对肾功能的损害。①文献报道龙胆泻肝丸有致肾损害 32 例［中国药物应用与监测，2015, 12（04）: 231］；②肾毒性，部分患者引发慢性肾损害，严重者致肾衰竭［China Licensed Pharmacist, 2012, 9（5）: 47］；③慢性间质性肾炎 16 例［中国中医药科技，2009, 16（04）: 277］。本品所致的肾损害与其组方中的关木通有关，现已改用木通。

知柏地黄丸（浓缩丸）

Zhibo Dihuang Wan（Nongsuowan）

《中华人民共和国药典》2015 年版一部

【药物组成】【功能主治】【剂型规格】【用法用量】【注意事项】参见第一章第四节单纯疱疹病毒性角膜炎中的知柏地黄丸。

【辨证要点】①急性视神经炎：阴虚火旺所致的视力剧降，眼球后隐痛或眼球胀痛，眼底可见视盘充血肿胀、边界不清，视网膜静脉扩张、迂曲、颜色紫红，视盘周围水肿、渗出、出血，或眼底有无异常；全身见头晕目眩，五心烦热，颧赤唇红，口干；舌质红，苔少，脉细数。②急性视神经炎发热者：阴精亏虚，阴衰则阳盛，水不制火而见午后潮热，骨蒸劳热，夜间发热，手足心热，烦躁；见盗汗者：寐中汗出，醒后自止，五心烦热或潮热，两颧色红，口渴，咽干。③慢性咽炎：咽干不适，灼热，隐痛，咽痒干咳，有异物感，腰膝酸软，五心烦热。④神经性耳聋：耳鸣，眩晕，腰膝酸软。

【临床应用】主要用于急性视神经炎、慢性咽炎、口腔溃疡、神经性耳聋等。治疗慢性牙周炎：治疗组显效 54 例，有效 38 例，无效 8 例，治疗组的总有效率为 92.00%；对照组显效 36 例，有效 34 例，无效 30 例，对照组的总有效率为 70.00%［北京药方，2016, 13（4）: 82］。

【不良反应】①有报道知柏地黄丸联合曲普瑞林治疗特发性性早熟出现局部注射疼痛［现在中西医结合杂志，2013，22（26）：2869］。②知柏地黄丸治疗反复流产后抗精子抗体阳性出现恶心的症状［临床探讨，2009，47（24）：215］。③有口服后出现肛门周围瘙痒、刺痛、痔疮发作，大便带血，鼻腔黏膜渗血1例的报道。有报道知柏地黄丸加维生素C引起闭经1例［中国误诊学杂志，2006，6（2）：208］。

逍遥丸（水丸、浓缩丸、片、胶囊）
Xiaoyao Wan（Shuiwan、Nongsuowan、Pian、Jiaonang）
《中华人民共和国药典》2015年版一部

【药物组成】【功能主治】【剂型规格】【用法用量】【注意事项】参见第一章第十五节中心性浆液性脉络膜视网膜病变中的逍遥丸（水丸、浓缩丸、片、胶囊）。

【辨证要点】①急性视神经炎：肝郁气滞所致的视力骤降，眼球后隐痛或眼球胀痛，眼底可见视盘充血肿胀、边界不清，视网膜静脉扩张、迂曲、颜色紫红、视盘周围水肿、渗出、出血，或眼底无异常；情志抑郁，月经不调，喜叹息，胸胁疼痛，头晕目胀，口苦咽干；舌质暗红，苔薄白，脉弦细。②急性视神经炎郁证者：情绪低落，闷闷不乐，喜叹息，胸闷胁痛，腹胀便溏，心烦不寐，舌苔白腻，脉弦细；见胁痛者：两胁胀痛，口苦咽干，胃脘胀闷，食后加重，苔白腻，脉弦滑；见眩晕者：头晕目眩，每遇情绪波动则加重，伴心烦，不寐，大便溏，舌苔薄白或白腻，脉弦。

【临床应用】主要用于急性视神经炎等。

【不良反应】①治疗乳腺增生，有23例患者出现月经过多且经期延长，有13例患者出现贫血［现代中西医结合杂志，2015，24（2）：140］；②有报道逍遥丸合六味地黄丸治疗广泛性焦虑症时出现头痛、嗜睡的现象［中国当代医药，2014，21（20）：77］。

第十八节　前部缺血性视神经病变

前部缺血性视神经病变是指以突然视力减退、视盘水肿和与生理盲点相连的象限性视野缺损为特征的疾病。临床上分为两型：非脉动炎性和动脉炎性。本病属中医"暴盲"的范畴。

治疗本病的中成药主要有牛黄降压丸（胶囊、片）、血府逐瘀丸（胶囊、口服液）、明目地黄丸（浓缩丸）、清脑降压片（胶囊、颗粒）。

牛黄降压丸（胶囊、片）

Niuhuang Jiangya Wan（Jiaonang、Pian）

《中华人民共和国药典》2015年版一部

【药物组成】人工牛黄、羚羊角、珍珠、冰片、水牛角浓缩粉、黄芩提取物、黄芪、党参、白芍、郁金、川芎、决明子、薄荷、甘松。

【功能主治】清心化痰，平肝安神。用于心肝火旺、痰热壅盛所致的头晕目眩、头痛失眠、烦躁不安；高血压病见上述症候者。

【辨证要点】前部缺血性视神经病变：痰热上壅所致的形体多较肥胖，伴头晕目眩，胸闷烦躁，食少恶心，口苦痰稠；舌质红，苔黄腻，脉弦滑。

【剂型规格】丸剂：水蜜丸，每20丸重1.3g；大蜜丸，每丸重1.6g。胶囊剂：每粒装0.4g。片剂：每片重0.27g。

【用法用量】口服。丸剂：水蜜丸一次20~40丸，一日1次；大蜜丸一次1~2丸，一日1次。胶囊剂：一次2~4粒，一日1次。片剂：每次2片，一日2次。

【临床应用】主要用于前部缺血性视神经病变等。

【不良反应】联合氯沙坦治疗有1例患者出现了头晕症状，1例患者出现了心律异常症状［内蒙古中医药，2016，12（17）：77］。

【注意事项】①本品过于苦寒、芳香,孕妇慎服;②气血不足所致的头晕目眩、失眠患者忌用,腹泻者忌服;③服药期间忌寒凉、油腻食品;④本品含牛黄,不宜与水合氯醛、吗啡、苯巴比妥合用;⑤本品含党参、白芍,不宜与藜芦同用;⑥本品含郁金,不宜与丁香同用。

血府逐瘀丸(胶囊、口服液)

Xuefu Zhuyu Wan(Jiaonang、Koufuye)

《中华人民共和国药典》2015 年版一部

【药物组成】【功能主治】【剂型规格】【用法用量】【注意事项】参见第一章第十节葡萄膜炎中血府逐瘀丸(胶囊、口服液)。

【辨证要点】前部缺血性视神经病变:气滞血瘀所致的眼外观端好,突然上方或下方视物不清,眼前黑影甚或失明,眼底视盘呈灰白色水肿、边界模糊,视盘周围见出血或渗出,视网膜动脉细;兼有胸胁胀满,头晕头痛;舌质紫暗或有瘀点,苔薄白,脉弦或涩。

【临床应用】主要用于前部缺血性视神经病变等。

【不良反应】①血府逐瘀丸治疗子宫内膜炎时有 1 例出现恶心、1 例出现皮疹[中国医药, 2017(03): 113];②米非司酮联合本品致恶心、呕吐及腹痛[医学综述, 2012, 33(34): 2505–2506]。

明目地黄丸(浓缩丸)

Mingmu Dihuang Wan(Nongsuowan)

《中华人民共和国药典》2015 年版一部

【药物组成】【功能主治】【剂型规格】【用法用量】【注意事项】参见第一章第十五节中心性浆液性脉络膜视网膜病变中的

明目地黄丸(浓缩丸)。

【辨证要点】①慢性球后视神经炎、轻度视神经炎、视网膜黄斑部的退行性病变:眼外观端好,无异常人,自觉视力渐降。②角膜结膜干燥症:伤神水,目干涩不爽,视物昏花,甚则黑睛枯干光损;常伴口干鼻燥,妇女月经不调、白带稀少。③泪囊吸引泪液下行的功能减弱症:初起迎风流泪,甚则时时泪下,但冲洗泪道检查仍然通畅。

【临床应用】主要用于治疗慢性视神经视网膜疾病如慢性球后视神经炎、轻度视神经萎缩、视网膜黄斑部的退行性病变、角膜结膜干燥症、泪囊吸引功能不良等。①治疗视神经萎缩:30例患者中显效16例,有效12例,无效2例,总有效率为93.33%[中医中药,2017,15(5):183];②治疗非增殖期2型糖尿病的视网膜病变:45例患者中显效26例,有效17例,无效2例,总有效率为95.56%[中国中医急症,2016,25(12):2345]。

【不良反应】①有文献报道明目地黄丸联合复方樟柳碱治疗视神经萎缩30例患者中出现1例腹泻、1例注射部位疼痛[中医中药,2017,15(5):183];②明目地黄丸联合玻璃酸钠滴眼液治疗眼干燥症时出现视网膜模糊1例、结膜充血1例[内蒙古中医药,2017,02(14):65]。

清脑降压片(胶囊、颗粒)

Qingnao Jiangya Pian(Jiaonang、Keli)

《中华人民共和国药典》2015年版一部

【药物组成】【功能主治】【剂型规格】【用法用量】【注意事项】参见第一章第十一节视网膜动脉阻塞中的清脑降压片(胶囊、颗粒)。

【辨证要点】前部缺血性视神经病变:肝阳上亢所致的伴有

目干涩，头痛眼胀或眩晕时作，急躁易怒，面赤烘热，心悸健忘，失眠多梦，口苦咽干；舌质红，苔薄黄，脉弦细或数。

【临床应用】主要用于前部缺血性视神经病变等。

【不良反应】个别病例出现鼻塞、腹泻、嗜睡，均在持续1周内减轻或消失［中西医结合心脑血管病杂志，2009，7（10）：1247］。

第十九节　视神经萎缩

视神经萎缩是指以视力下降，甚至完全致盲，视盘色变白为特征的疾病。临床上主要分为原发性视神经萎缩和继发性视神经萎缩两大类。本病属中医"青盲"的范畴。

治疗本病的中成药主要有丹栀逍遥丸、半夏天麻丸、归脾丸（合剂）、石斛夜光丸（颗粒）、血府逐瘀丸（胶囊、口服液）、补中益气丸（口服液、合剂、颗粒）、杞菊地黄丸（口服液）、明目地黄丸（浓缩丸）、逍遥丸（水丸、浓缩丸、片、胶囊）、醒脑再造胶囊（丸）。

丹栀逍遥丸

Danzhi Xiaoyao Wan

《中华人民共和国药典临床用药须知：
中药成方制剂卷》2015年版

【药物组成】【功能主治】【剂型规格】【用法用量】【注意事项】参见第一章第八节原发性闭角型青光眼中的丹栀逍遥丸。

【辨证要点】①视神经萎缩：肝郁气滞所致的视物模糊，视野中心区或某象限可有大片暗影遮挡；心烦郁闷，口苦胁痛，善太息，目珠压痛或转动时牵拉痛，纳少，寐不安；舌质红，苔薄白，脉弦。②视神经萎缩郁证者：情绪低落，闷闷不乐，喜叹息，胸闷胁痛,腹胀便溏,心烦不寐,甚至急躁易怒,舌红苔黄,脉弦细数;见胁痛者:两胁胀痛,口苦咽干,胃脘胀闷,食后加重,苔黄腻,脉弦滑数。

【临床应用】主要用于视神经萎缩、更年期女性眼干燥症等。联合羟糖甘滴眼液治疗更年期女性眼干燥症,能明显改善患者的临床症状与客观体征[国际眼科杂志,2016,16(06):1116-1119]。

【不良反应】联合盐酸舍曲林片治疗产褥期抑郁症时出现口干、头晕、失眠、消化不良症状[中国药业,2016,25(14):35-37]。

石斛夜光丸(颗粒)

Shihu Yeguang Wan(Keli)

《中华人民共和国药典》2015年版一部

《中华人民共和国药典临床用药须知:
中药成方制剂卷》2015年版

【药物组成】【功能主治】【剂型规格】【用法用量】【注意事项】参见第一章第七节老年性白内障中的石斛夜光丸(颗粒)。

【辨证要点】①视神经萎缩:一眼或双眼之视力逐渐下降,视物昏矇,直至不辨人物,年轻人多为双眼同时或先后发病,眼神内无任何气色可辨,伴头晕耳鸣,腰膝酸软,双目干涩。②视神经萎缩:为眼外观正常,自觉视力逐渐下降,视物昏花不清的眼内病变。其区别于云雾移睛、视瞻有色、视物变形等有视觉异常的眼底病变。③老年性白内障的早、中期:多发于50岁以上的人群,双眼同时或先后发病,早起眼前有黑影,随眼球转动而转动,视物昏花,不能久视,老花眼的度数减低,或变为近视,或单眼视物时有复视或多视,以后视力逐渐减退,最后只能辨别手动或光感。

【临床应用】主要用于视神经萎缩,老年性白内障的早、中期,肝胃阴虚者所致的视力下降、视物昏矇等。治疗玻璃体变性混浊:显效 54 例,好转 68 例,无效 23 例,总有效率为 84.14%[江西医药,2008,43(4):334]。

归脾丸(合剂)
Guipi Wan(Heji)
《中华人民共和国药典》2015 年版一部

【药物组成】【功能主治】【剂型规格】【用法用量】【注意事项】参见第一章第十四节视网膜静脉周围炎中的归脾丸(合剂)。

【辨证要点】视神经萎缩:气血两虚所致的视力渐降,日久失明;面色无华,神疲乏力,懒言少语,心悸气短,纳少,唇甲色淡;舌质淡,苔薄白,脉细无力。

【临床应用】主要用于视神经萎缩等。

【不良反应】有少数病例出现疲倦、头痛、头晕、心悸、恶心呕吐、便秘、排尿障碍及性功能不能等不良反应,均不严重[中国民康医学,2010,22(02):142]。

半夏天麻丸
Banxia Tianma Wan
《中华人民共和国药典》2015 年版一部

【药物组成】法半夏、天麻、人参、炙黄芪、炒白术、米泔炙苍术、陈皮、茯苓、泽泻、麸炒六神曲、炒麦芽、黄柏。

【功能主治】健脾祛湿,化痰息风。用于脾虚湿盛、痰浊内阻所致的眩晕、头痛、如蒙如裹、胸脘满闷。

【辨证要点】视神经萎缩：风痰上扰所致的视物昏花,时轻时重,眼底视盘边界模糊、色泽变淡；全身可兼见头目眩晕,头重头昏,胸闷呕恶；舌质红,苔白腻,脉滑。

【剂型规格】丸剂,每 100 粒重 6g。

【用法用量】口服。一次 6g,一日 2~3 次。

【临床应用】主要用于视神经萎缩等。

【注意事项】①肝肾阴虚,肝阳上亢所致的头痛、眩晕忌用；②平素大便干燥者慎服；③应忌食生冷油腻,忌食海鲜类食物；④本品含半夏,不宜与川乌、附子、草乌同用；⑤含人参,不宜与藜芦、五灵脂同用。

血府逐瘀丸(胶囊、口服液)

Xuefu Zhuyu Wan(Jiaonang、Koufuye)

《中华人民共和国药典》2015 年版一部

【药物组成】【功能主治】【剂型规格】【用法用量】【注意事项】参见第一章第十节葡萄膜炎中血府逐瘀丸(胶囊、口服液)。

【辨证要点】视神经萎缩：气滞血瘀所致的视力减退或丧失；头痛健忘,失眠多梦；舌质暗红或有瘀斑,苔薄白,脉细涩。

【临床应用】主要用于视神经萎缩等。

【不良反应】①血府逐瘀丸治疗子宫内膜炎时有 1 例出现恶心、1 例出现皮疹［临床医学研究与实践, 2017, 2(07): 113-114］；②米非司酮联合本品致恶心、呕吐及腹痛［吉林医学, 2012, 33(34): 7478-7479］。

杞菊地黄丸（口服液）

Qiju Dihuang Wan（Koufuye）

《中华人民共和国药典》2015 年版一部
《中华人民共和国药典临床用药须知：
中药成方制剂卷》2015 年版

【**药物组成**】【**功能主治**】【**剂型规格**】【**用法用量**】【**注意事项**】参见第一章第五节眼干燥症中的杞菊地黄丸（口服液）。

【**辨证要点**】①视神经萎缩：视物不清，不能久视；②眼干燥症：双目干涩，羞明畏光；③老年性白内障初期：视力缓慢下降，视物昏花，晶状体轻度混浊。

【**临床应用**】主要用于视神经萎缩、眼干燥症、老年性白内障初期等。治疗视频显示终端（VDT）视疲劳：46 例患者中显效 35 例（76.09%），有效 9 例（19.57%），无效 2 例（4.35%），总有效率达 95.65%［现代中西医结合杂志，2011，20（27）：3408］。

【**不良反应**】①治疗原发性高血压有 2 例出现踝部轻度水肿，合用利尿药后消退；②有文献报道口服本品出现过敏反应［中国中医药现代远程教育，2007，5（12）：50］。

补中益气丸（口服液、合剂、颗粒）

Buzhong Yiqi Wan（Koufuye、Heji、Keli）

《中华人民共和国药典》2015 年版一部

【**药物组成**】【**功能主治**】【**剂型规格**】【**用法用量**】【**注意事项**】参见第一章第七节老年性白内障中的补中益气丸（口服液、合剂、颗粒）。

【**辨证要点**】视神经萎缩：气血两虚所致的视力渐降，日久失明；面色无华，神疲乏力，懒言少语，心悸气短，纳少，唇甲色淡；舌质淡，苔薄白，脉细无力。

【临床应用】主要用于视神经萎缩等。

【不良反应】口服本品有引起药疹的报道［中国中药杂志，2002，27（2）：157］。

明目地黄丸（浓缩丸）

Mingmu Dihuang Wan（Nongsuowan）

《中华人民共和国药典》2015年版一部

【药物组成】【功能主治】【剂型规格】【用法用量】【注意事项】参见第一章第十五节中心性浆液性脉络膜视网膜病变中的明目地黄丸（浓缩丸）。

【辨证要点】①慢性球后视神经炎、轻度视神经萎缩、视网膜黄斑部的退行性病变：眼外观端好，无异常人，自觉视力渐降。②角膜结膜干燥症：伤神水，目干涩不爽，视物昏花，甚则黑睛枯干光损；常伴口干鼻燥，妇女月经不调、白带稀少。③泪囊吸引泪液下行的功能减弱症：初起迎风流泪，甚则时时泪下，但冲洗泪道检查仍然通畅。

【临床应用】主要用于治疗慢性视神经视网膜疾病如慢性球后视神经炎、轻度视神经萎缩、视网膜黄斑部的退行性病变、角膜结膜干燥症、泪囊吸引功能不良等。①治疗视神经萎缩：30例患者中显效16例，有效12例，无效2例，总有效率为93.33%［中医中药，2017，15（5）：183］；②治疗非增殖期2型糖尿病的视网膜病变：45例患者中显效26例，有效17例，无效2例，总有效率为95.56%［中国中医急症，2016，25（12）：2345］。

【不良反应】①有文献报道明目地黄丸联合复方樟柳碱治疗视神经萎缩30例患者中出现1例腹泻、1例注射部位疼痛［中医中药，2017，15（5）：183］；②明目地黄丸联合玻璃酸钠滴眼液治疗眼干燥症时出现视网膜模糊1例、结膜充血1例［内蒙古中医药，2017，36（04）：65-66］。

逍遥丸（水丸、浓缩丸、片、胶囊）

Xiaoyao Wan（Shuiwan、Nongsuowan、Pian、Jiaonang）

《中华人民共和国药典》2015 年版一部

【药物组成】【功能主治】【剂型规格】【用法用量】【注意事项】参见第一章第十五节中心性浆液性脉络膜视网膜病变中的逍遥丸（水丸、浓缩丸、片、胶囊）。

【辨证要点】①视神经萎缩：肝郁气滞所致的视物模糊，视野中心区或某象限可有大片暗影遮挡；心烦郁闷，口苦胁痛，善太息，目珠压痛或转动时牵拉痛，纳少，寐不安，舌质红，苔薄白，脉弦。②视神经萎缩郁证者：情绪低落，闷闷不乐，喜叹息，胸闷胁痛，腹胀便溏，心烦不寐，舌苔白腻，脉弦细；见胁痛者：两胁胀痛，口苦咽干，胃脘胀闷，食后加重，苔白腻，脉弦滑；见眩晕者：头晕目眩，每遇情绪波动则加重，伴心烦、不寐、大便溏，舌苔薄白或白腻，脉弦。

【临床应用】主要用于视神经萎缩等。

【不良反应】①治疗乳腺增生，有 23 例患者出现月经过多且经期延长，有 13 例患者出现贫血［现代中西医结合杂志，2015，24（2）：140］；②有报道逍遥丸合六味地黄丸治疗广泛性焦虑症时出现头痛、嗜睡的现象［中国当代医药，2014，21（20）：77］。

醒脑再造胶囊（丸）

Xingnao Zaizao Jiaonang（Wan）

《中华人民共和国药典》2015 年版一部

【药物组成】胆南星、炒僵蚕、制白附子、冰片、石菖蒲、细辛、猪牙皂、天麻、地龙、全蝎（去钩）、珍珠（豆腐制）、石决明、决明子、三七、当归、川芎、红花、赤芍、炒桃仁、葛根、黄芪、红参、炒

白术、枸杞子、玄参、制何首乌、淫羊藿、仙鹤草、黄连、连翘、大黄、泽泻、粉防己、炒槐花、沉香、木香。

【功能主治】化痰醒脑,祛风活络。用于风痰闭阻清窍所致的神志不清、言语謇涩、口角流涎、筋骨酸痛、手足拘挛、半身不遂;脑血栓恢复期及后遗症见上述症候者。

【辨证要点】视神经萎缩:风痰上扰所致的视物昏花,时轻时重,眼底视盘边界模糊、色泽变淡;全身可兼见头目眩晕,头重头昏,胸闷呕恶;舌质红,苔白腻,脉滑。

【剂型规格】胶囊剂,每粒装 0.35g。大蜜丸,每丸重 9g。

【用法用量】口服。胶囊剂:一次 4 粒,一日 2 次。大蜜丸:一次 1 丸,一日 2~3 次,白开水送下。

【临床应用】主要用于视神经萎缩等。

【注意事项】①神志不清危重证候要配合相应的急救措施,不宜单独使用本品;②孕妇禁用;③本品不可过量、久服;④本品含红参、赤芍、玄参、细辛,不宜与藜芦、五灵脂同用。

第二十节　视网膜震荡与挫伤

视网膜震荡与挫伤是指钝挫后以眼底后极部水肿、视网膜变白、视力下降为特征的眼病。严重者黄斑部色素紊乱,伴有视网膜出血,视力明显减退,可称为视网膜挫伤。本病属中医"撞击伤目"的范畴。

治疗本病的中成药主要有云南白药胶囊(散、胶囊、片、膏、酊、气雾剂)、血府逐瘀丸(胶囊、口服液)。

云南白药散(胶囊、片、膏、酊、气雾剂)
Yunnan Baiyao San(Jiaonang、Pian、Gao、Ding、Qiwuji)
《中华人民共和国药典》2015 年版一部

【药物组成】【功能主治】【剂型规格】【用法用量】【注意事项】参见第一章第十二节视网膜静脉阻塞中的云南白药散(胶

囊、片、膏、酊、气雾剂）。

【辨证要点】视网膜震荡与挫伤跌打损伤者：伤处青红紫斑，痛如针刺，焮肿闷胀，不敢触摸，活动受限，舌质紫黯。

【临床应用】主要用于视网膜震荡与挫伤等。

【不良反应】①文献报道云南白药胶囊致严重过敏样反应1例［现代医药卫生，2016，32（15）：2450］；②云南白药胶囊致重症Stevens-Johnson综合征1例［医药导报，2016，32（15）：1386］；③联合氨甲环酸治疗肺结核咳血时出现胸闷、胃肠道反应、面色苍白的症状［临床医药文献杂志，2014，1（7）：358］。

血府逐瘀丸（胶囊、口服液）

Xuefu Zhuyu Wan（Jiaonang、Koufuye）

《中华人民共和国药典》2015年版一部

【药物组成】【功能主治】【剂型规格】【用法用量】【注意事项】参见第一章第十节葡萄膜炎中血府逐瘀丸（胶囊、口服液）

【辨证要点】视网膜震荡与挫伤：气滞血瘀所致的外眼部瘀肿，视物模糊，眼前暗影遮挡，眼底后极部水肿，视网膜渗出和出血，视网膜血管迂曲扩张，黄斑水肿；舌质暗，苔薄白，脉弦。

【临床应用】主要用于视网膜震荡与挫伤等。

【不良反应】①血府逐瘀丸治疗子宫内膜炎时有1例出现恶心、1例出现皮疹［中国医药，2017（03）：113］；②米非司酮联合本品致恶心、呕吐及腹痛［医学综述，2012，33（34）：2505-2506］。

第章

耳鼻咽喉科常用中成药

第一节 分泌性中耳炎

分泌性中耳炎是以耳内胀闷堵塞感、鼓室积液及传导性听力下降为主要特征的中耳非化脓性炎性疾病。过去又有卡他性中耳炎、渗出性中耳炎、非化脓性中耳炎之称。本病属中医"耳胀耳闭"的范畴。

治疗本病的中成药主要有龙胆泻肝丸（大蜜丸、水丸、颗粒、片、口服液）、防风通圣丸（颗粒）、血府逐瘀丸（胶囊、口服液）、参苓白术丸（散）、荆防颗粒（合剂）、银翘解毒丸（颗粒、片、胶囊、软胶囊、合剂）。

龙胆泻肝丸（大蜜丸、水丸、颗粒、片、口服液）

Longdan Xiegan Wan（Damiwan、Shuiwan、Keli、Pian、Koufuye）

《中华人民共和国药典》2015年版一部
《中华人民共和国药典临床用药须知：
中药成方制剂卷》2015年版

【药物组成】【功能主治】【剂型规格】【用法用量】【注意事项】参见第一章第一节睑缘炎中的龙胆泻肝丸（大蜜丸、水丸、颗粒、片、口服液）。

【辨证要点】①分泌性中耳炎：耳内流脓,色黄而稠,耳内疼痛,听力减退;舌红苔黄,脉弦数。②神经性耳聋:耳鸣如雷声,耳聋时轻时重,每于郁怒之后加重,头痛,眩晕,心烦易怒;舌红苔黄,脉弦数。③外耳道疖肿:耳肿疼痛,口苦咽干,小便黄赤,大便秘结;舌红苔黄,脉弦数。④急性结膜炎:目赤肿痛,头痛,口苦,烦躁易怒,小便黄赤,大便秘结;舌红苔黄,脉弦数。

【临床应用】主要用于分泌性中耳炎、神经性耳聋、外耳道疖肿、急性结膜炎、急性咽炎等表现为肝胆实火或肝经湿热者。①龙胆泻肝丸干预防治鼻咽癌(NPC)患者放射治疗并发分泌性中耳炎,患者总数63例,临床控制37例,临床控制率为58.73%[中国医疗前沿,2012,7(19):49–51];②治疗分泌性中耳炎(SOM)肝胆湿热型患者38例(50耳),治愈36耳,有效11耳,治愈率72.0%,总有效率94.0%[江苏中医药,2012,44(09):45–46];③龙胆泻肝口服液治疗急性中耳炎8例,痊愈7例,好转1例,总有效率100%,同时治疗突发性耳聋12例,痊愈9例,好转2例,总有效率91.67%[中药药理与临床,1999,15(01):43]。

【不良反应】①文献报道服用龙胆泻肝丸引起不可逆性肾损害32例,临床表现为脾肾两虚证[中国药物应用与监测,2015,12(04):231–234];②主要为对肾功能有损害,文献报道龙胆泻肝丸致慢性间质性肾炎16例[中国中医药科技,2009,16(4):277];③龙胆泻肝丸导致肾损害1例[山东医药,2005,45(20):73]。值得注意的是本品所致的肾损害与其组方中的关木通有关,现已改用木通。

血府逐瘀丸(胶囊、口服液)

Xuefu Zhuyu Wan(Jiaonang、Koufuye)

《中华人民共和国药典》2015年版一部

【药物组成】【功能主治】【剂型规格】【用法用量】【注意事项】参见第一章第十节葡萄膜炎中血府逐瘀丸(胶囊、口服液）。

【辨证要点】分泌性中耳炎：气滞血瘀所致的耳内作胀、不适或微痛，耳鸣，自听增强，听力下降；胸痹、头痛日久、痛如针刺而有定处、内热烦闷、心悸失眠、急躁易怒。

【临床应用】主要用于分泌性中耳炎等。

【不良反应】米非司酮联合本品致恶心、呕吐及腹痛［医学综述，2012，18（15）：2505-2506］。

防风通圣丸（颗粒）

Fangfeng Tongsheng Wan（Keli）

《中华人民共和国药典》2015 年版一部

【药物组成】防风、荆芥穗、薄荷、麻黄、大黄、芒硝、栀子、滑石、桔梗、石膏、川芎、当归、白芍、黄芩、连翘、甘草、白术（炒）。

【功能主治】解表通里，清热解毒。用于外寒内热，表里俱实，恶寒壮热，头痛咽干，小便短赤，大便秘结，瘰疬初起，风疹湿疮。

【辨证要点】分泌性中耳炎：风邪外袭所致的耳内作胀、不适或微痛，耳鸣，自听增强，听力下降；恶寒壮热，头痛咽干，小便短赤，大便秘结，风疹湿疮。

【剂型规格】丸剂：水丸，每 20 丸重 1g；浓缩丸，每 8 丸相当于原药材 6g。颗粒剂：每袋装 3g。

【用法用量】口服。水丸：一次 6g，一日 2 次；浓缩丸：一次 8 丸，一日 2 次。颗粒剂：一次 1 袋，一日 2 次。

【临床应用】主要用于分泌性中耳炎等。①治疗非化脓性中耳炎，189 例患者经鼓膜穿刺抽吸注药二次，内服汤药两个疗程和西药同期应用，痊愈 86 例，总有效率为 97.8%［内蒙古中医药，2013，32（16）：59］；②治疗儿童舔口皮炎 60 例，结果治愈 37 例，显效 9 例，有效 6 例，总有效率为 86.67%［临床合理用药杂志, 2013, 06（5B）: 81-82］。

【不良反应】有相关文献报道该药引起皮肤过敏 1 例［中医药研究, 2002, 18（5）: 47］。

【注意事项】①虚寒证者慎用；②孕妇慎用；③服药期间忌烟酒及辛辣、生冷、油腻食物；④本品含有甘草，不宜与海藻、大戟、甘遂、芫花同用；⑤含有白芍，不宜与藜芦同用。

参苓白术丸（散）

Shenling Baizhu Wan（San）

《中华人民共和国药典》2015 年版一部

【药物组成】【功能主治】【剂型规格】【用法用量】【注意事项】参见第一章第九节原发性开角型青光眼中参苓白术丸（散）。

【辨证要点】分泌性中耳炎：脾虚湿困所致的耳内作胀、不适或微痛，耳鸣，自听增强，听力下降；脾胃虚弱，食少便溏，气短咳嗽，肢倦乏力。

【临床应用】主要用于分泌性中耳炎等。①加味参苓白术散治疗儿童分泌性中耳炎，患耳数 66 只，显效 34 只，有效 24 只，总有效率 87.9%［中国中医药科技, 2017, 24（03）: 375-376］；②参苓白术散加减治疗儿童分泌性中耳炎 28 例，治愈 10 例，好转 11 例，总有效率 75.0%［中国民族民间医药, 2017, 26（12）: 118-119］。

【不良反应】①个例出现轻微头痛，但不日而愈［辽宁中医杂志, 2015, 42（04）: 747-748］；②个例出现便秘［河南中医, 2010, 30（3）: 257］。

荆防颗粒（合剂）

Jingfang Keli（Heji）

《中华人民共和国药典临床用药须知：
中药成方制剂卷》2015 年版

【药物组成】荆芥、防风、羌活、独活、川芎、柴胡、前胡、桔
梗、茯苓、枳壳、甘草。

【功能主治】解表散寒,祛风胜湿。用于外感风寒夹湿所致
的感冒,症见头身疼痛,恶寒无汗,鼻塞流涕,咳嗽者。

【辨证要点】①分泌性中耳炎:风邪外袭所致的耳内作胀、
不适或微痛,耳鸣,自听增强,听力下降;可伴有头身疼痛,恶寒
无汗,鼻塞流涕,咳嗽;舌质淡红,苔薄白,脉浮。②上呼吸道感
染:头身疼痛,恶寒无汗,鼻塞流涕,咳嗽,痰白;舌淡,苔白。

【剂型规格】颗粒剂,每袋装 15g。合剂,每支装 10ml。

【用法用量】颗粒剂:开水冲服,一次 15g,一日 3 次。合剂:
口服,一次 10~20ml,一日 3 次;用时摇匀。

【临床应用】主要用于分泌性中耳炎、轻度上呼吸道感染等。

【注意事项】①风热感冒或湿热证者慎用;②服药期间忌食
辛辣、生冷、油腻食物。

银翘解毒丸（颗粒、片、胶囊、软胶囊、合剂）

Yinqiao Jiedu Wan（Keli、Pian、Jiaonang、Ruanjiaonang、Heji）

《中华人民共和国药典》2015 年版一部
《中华人民共和国卫生部药品标准中药成方制剂第十四册》

【药物组成】【功能主治】【剂型规格】【用法用量】【注意事
项】参见第一章第一节睑缘炎中的银翘解毒丸（颗粒、片、胶囊、

软胶囊、合剂）。

【辨证要点】①分泌性中耳炎：风邪外袭所致的耳内作胀、不适或微痛，耳鸣，自听增强，听力下降；发热恶风、头痛、咳嗽、咽喉肿痛；舌质淡红，苔薄白，脉浮。②上呼吸道感染：发热恶风，头痛，咳嗽，咽喉肿痛。

【临床应用】主要用于分泌性中耳炎、睑腺炎、腮腺炎、急性扁桃体炎、急性咽炎等。①治疗睑腺炎 24 例（29 眼），常规抗生素眼药点眼后，将银翘解毒片研粉与红霉素眼膏适量搅拌成糊状予局部眼睑皮肤热敷，10 天为 1 个疗程，化脓后切开排脓，痊愈 16 眼，显效 10 眼，无效 3 眼，总有效率为 89.66%［甘肃中医，2009，22（5）：24］；②治疗急性咽炎 60 例，临床痊愈 25 例，显效 13 例，有效 8 例，总有效率为 76.67%［新中医，2012，44（06）：108–109］。

【不良反应】①有报道用该处方会引起儿童厌食、寒战、恶心、呕吐等症状［中药材，2016，39（04），908–910］；②有文献报道服用银翘解毒丸后偶可引起过敏反应，表现为荨麻疹样皮疹、多形红斑性药疹、药物性皮炎等［中国中药杂志，2003，28（04）：384］；③有心慌、胸闷、憋气、呼吸困难、大汗淋漓、面色苍白、眼前发黑、恶心呕吐等症状［药物不良反应杂志，2002，06（06）：373］。

第二节　突发性耳聋

突发性耳聋亦称特发性突聋，是指短时间内迅速发生的原因不明的感音神经性聋，属于耳科急症。其发病率为（5~20）/10 万，且有逐渐上升之趋势。多发生于单耳，两耳的发病率无明显差别；以 40~60 岁的成年人发病率为高；春、秋季易发病。本病属中医"暴聋"的范畴。

治疗本病的中成药主要有龙胆泻肝丸（大蜜丸、水丸、颗粒、片、口服液）、归脾丸（合剂）、防风通圣丸（颗粒）、补中益气丸(口服液、合剂、颗粒)、复方丹参片(丸、颗粒、滴丸、胶囊、喷雾剂)、荆防颗粒(合剂)、清气化痰丸、银杏叶片(胶囊、滴丸)、银翘解毒丸(颗粒、片、胶囊、软胶囊、合剂)、通窍耳聋丸、耳聋丸。

龙胆泻肝丸(大蜜丸、水丸、颗粒、片、口服液)

Longdan Xiegan Wan(Damiwan、Shuiwan、

Keli、Pian、Koufuye)

《中华人民共和国药典》2015 年版一部

《中华人民共和国药典临床用药须知：

中药成方制剂卷》2015 年版

【药物组成】【功能主治】【剂型规格】【用法用量】【注意事项】参见第一章第一节睑缘炎中的龙胆泻肝丸(大蜜丸、水丸、颗粒、片、口服液)。

【辨证要点】①神经性耳聋：耳鸣如雷声,耳聋时轻时重,每于郁怒之后加重,头痛,眩晕,心烦易怒；舌红苔黄,脉弦数。②化脓性中耳炎：耳内流脓,色黄而稠,耳内疼痛,听力减退；舌红苔黄,脉弦数。③外耳道疖肿：耳肿疼痛,口苦咽干,小便黄赤,大便秘结；舌红苔黄,脉弦数。④急性结膜炎：目赤肿痛,头痛,口苦,烦躁易怒,小便黄赤,大便秘结；舌红苔黄,脉弦数。

【临床应用】主要用于突发性耳聋、分泌性中耳炎、化脓性中耳炎、外耳道疖肿、急性结膜炎、急性咽炎等表现为肝胆实火或肝经湿热者。①治疗肝火上炎型突发性耳聋 50 例,治愈22 例,显效 16 例,有效 5 例,总有效率 86.0%[亚太传统医药,2015,11(09): 93-94];②治疗分泌性中耳炎(SOM)肝胆湿热型患者 38 例(50 耳),治愈36 耳,有效 11 耳,治愈率 72.0%,总有效率 94.0%[江苏中医药,2012,44(09): 45-46];③龙胆泻肝口服液治疗突发性耳聋 12 例,痊愈 9 例,好转 2 例,总有效率 91.67%,同时治疗急性中耳炎 8 例,痊愈 7 例,好转 1 例,总有效率 100%[中药药理与临床,1999,15(01):43]。

【不良反应】①服用龙胆泻肝丸引起不可逆性肾损害 32 例,临床表现为脾肾两虚证[中国药物应用与监测,2015,12(04):231-234];②主要为对肾功能有损害,文献报道龙胆泻肝丸致慢性间质性肾炎 16 例[中国中医药科技,2009,16(4):277];③龙胆泻肝丸导致肾损害 1 例[山东医药,2005,45(20):73]。值得注意的是本品所致的肾损害与其组方中的木通(为关木通)有关,现已改用木通。

归脾丸(合剂)

Guipi Wan(Heji)

《中华人民共和国药典》2015 年版一部

【药物组成】【功能主治】【剂型规格】【用法用量】【注意事项】参见第一章第十四节视网膜静脉周围炎中的归脾丸(合剂)。

【辨证要点】突发性耳聋:气血亏虚所致的突发听力下降,常在劳累后发生,或伴耳鸣、眩晕;气短心悸,失眠多梦,头晕头昏,肢倦乏力,食欲缺乏,崩漏便血;舌质淡,苔白,脉细弱。

【临床应用】主要用于突发性耳聋等。针药结合治疗成人突发性耳聋,气血亏虚型患者结合辨证可予以归脾汤或者补虚方剂辅助治疗[北京中医药大学硕士学位论文,2016]。

【不良反应】有少数病例出现疲倦、头痛、头晕、心悸、恶心呕吐、便秘、排尿障碍及性功能障碍等症状,均不严重[中国民康医学,2010,22(02):142]。

耳聋丸

Erlong Wan

《中华人民共和国药典》2015 年版一部

【**药物组成**】龙胆、黄芩、地黄、泽泻、木通、栀子、当归、九节菖蒲、甘草、羚羊角。

【**功能主治**】清肝泻火,利湿通窍。用于肝胆湿热所致的头晕头痛、耳聋耳鸣、耳内流脓。

【**辨证要点**】①神经性耳聋:听力下降,耳鸣伴头痛,眩晕,面红,目赤,口苦咽干,烦躁易怒;舌红苔薄黄,脉弦数;②化脓性中耳炎:耳内生疮,肿痛刺痒,破流脓水,久不收敛,听力下降,伴头痛,眩晕,面红,目赤,口苦咽干,烦躁易怒;舌红苔黄,脉弦数。

【**剂型规格**】丸剂:①小蜜丸,每 45 丸重 7g;②大蜜丸,每丸重 7g。

【**用法用量**】口服。小蜜丸一次 7g;大蜜丸一次 1 丸,一日 2 次。

【**临床应用**】主要用于神经性耳聋、化脓性中耳炎等。

【**注意事项**】忌食辛辣食物。

防风通圣丸（颗粒）

Fangfeng Tongsheng Wan（Keli）

《中华人民共和国药典》2015 年版一部

【**药物组成**】【**功能主治**】【**剂型规格**】【**用法用量**】【**注意事项**】参见第二章第一节分泌性中耳炎中的防风通圣丸（颗粒）。

【**辨证要点**】突发性耳聋:风邪外袭所致的突发听力下降,

伴鼻塞、流涕,或有头痛,耳胀闷,恶寒壮热,头痛咽干,小便短赤,大便秘结,风疹湿疮。

【临床应用】主要用于突发性耳聋、感冒后耳聋、非化脓性中耳炎等。①治疗感冒后耳聋 2 例,均听力恢复正常,诸症消失[河南中医,1988,8(03):36];②治疗非化脓性中耳炎,189 例患者经鼓膜穿刺抽吸注药二次,内服汤药二个疗程和西药的应用,痊愈 86 例,总有效率为 97.8%[内蒙古中医药,2013,32(16):59]。

【不良反应】有相关文献报道该药引起皮肤过敏 1 例[中医药研究,2002,18(5):47]。

补中益气丸(口服液、合剂、颗粒)
Buzhong Yiqi Wan(Koufuye、Heji、Keli)
《中华人民共和国药典》2015 年版一部

【药物组成】【功能主治】【剂型规格】【用法用量】【注意事项】参见第一章第七节老年性白内障中的补中益气丸(口服液、合剂、颗粒)。

【辨证要点】突发性耳聋:脾胃虚弱、中气不足所致的突发听力下降,常在劳累后发生,或气短乏力伴耳鸣、眩晕。

【临床应用】主要用于突发性耳聋等。有病例报导,治疗突聋患者 1 例,该病人中气不足,清阳不升,窍络空虚痹阻导致暴聋耳鸣,初期予以补中益气汤加减,诸证消失后,用补中益气丸等中成药调治 1 个月,未再发[中国中医药信息杂志,2013,20(03):96–97]。

【不良反应】口服本品引起药疹[中国中药杂志,2002,27(2):157]。

荆防颗粒（合剂）

Jingfang Keli（Heji）

《中华人民共和国药典》2015 年版一部

【药物组成】【功能主治】【剂型规格】【用法用量】【注意事项】参见第二章第一节分泌性中耳炎中的荆防颗粒（合剂）。

【辨证要点】突发性耳聋：风邪外袭所致的突发听力下降，伴鼻塞、流涕，或有头痛，耳胀闷；可伴有头身疼痛，恶寒无汗，鼻塞流涕，咳嗽；舌质淡红，苔薄白，脉浮。

【临床应用】主要用于突发性耳聋等。

复方丹参片（丸、颗粒、滴丸、胶囊、喷雾剂）

Fufang Danshen Pian（Wan、Keli、Diwan、Jiaonang、Penwuji）

《中华人民共和国药典》2015 年版一部

【药物组成】丹参、三七、冰片。

【功能主治】活血化瘀，理气止痛。用于气滞血瘀所致的胸痹，症见胸闷、心前区刺痛；冠心病心绞痛见上述症候者。

【辨证要点】突发性耳聋：气滞血瘀所致的突发听力下降，常伴耳胀堵塞或耳痛，耳鸣不止，或伴眩晕；胸闷、心前区刺痛；舌质暗红或有瘀点，脉涩。

【剂型规格】片剂：①薄膜衣小片，每片重 0.32g（相当于饮片 0.6g）；②薄膜衣大片，每片重 0.8g（相当于饮片 1.8g）；③糖衣片（相当于饮片 0.6g）。丸剂：①每 1g 相当于生药量 1.80g；②每 1g 相当于生药量 2.57g。颗粒剂：每袋装 1g。滴丸剂：①每丸重 25mg；②薄膜衣滴丸每丸重 27mg。胶囊剂：每粒装 0.3g。喷雾剂：①每瓶装 8ml；②每瓶装 10ml。

【用法用量】片剂：口服。规格①、③一次 3 片,规格②一次 1 片,一日 3 次。丸剂：口服。规格①一次 1g,规格②一次 0.7g,一日 3 次。颗粒剂：口服。一次 1 袋,一日 3 次。滴丸剂：吞服或舌下含服。一次 10 丸,一日 3 次。28 天为 1 个疗程;或遵医嘱。胶囊剂：口服。一次 3 粒,一日 3 次。喷雾剂：口腔喷射,吸入。一次喷 1~2 下,一日 3 次,或遵医嘱。

【临床应用】主要用于突发性耳聋等。①复方丹参滴丸治疗突发性耳聋 68 例,3 个月后痊愈 28 例,显效 19 例,有效 13 例,总效率 88.2%［中西医结合心血管病电子杂志,2017,5（10）:1-2］;②复方丹参滴丸治疗突发性耳聋 15 例,1 年后痊愈 6 例,显效 4 例,有效 3 例,总有效率 86.67%［山东中医药大学学报,2010,34（01）:60-61］。

【不良反应】①联合盐酸多奈哌齐等西药致腹泻、过敏、血小板减少、头痛［中医药导报,2016,22（02）:55-57,66］;②联合其他药物出现轻微头晕、头胀等现象［实用心脑肺血管病杂志,2012,20（05）:773-774］;③诱发十二指肠球部溃疡出血［医药常识,2009,5（上）:21］。

【注意事项】①寒凝血瘀胸痹心痛者不宜服用。②脾胃虚寒者慎用。③忌食生冷、辛辣、油腻食物,忌烟、浓茶。④个别人服药后胃脘不适,宜饭后服用。⑤治疗期间若心绞痛持续发作,宜加用硝酸酯类药;如果出现剧烈心绞痛、心肌梗死等,应及时救治。⑥本品含有丹参,不宜与藜芦同用。

通窍耳聋丸

Tongqiao Erlong Wan

《中华人民共和国药典临床用药须知:
中药成方制剂卷》2015 年版

【药物组成】柴胡、龙胆、芦荟、熟大黄、黄芩、青黛、天南星

（矾炙）、木香、青皮（醋炙）、陈皮、当归、栀子（姜炙）。

【功能主治】清肝泻火,通窍润便。用于肝经热盛,头目眩晕,耳聋耳鸣,耳底肿痛,目赤口苦,胸膈满闷,大便燥结。

【辨证要点】①神经性耳聋:听力下降,伴头痛、眩晕、面红、目赤、口苦咽干、烦躁易怒;舌红苔薄黄,脉弦数;②外耳道疖:耳道红肿高突,如半球状,或疖肿多发,顶部可见黄色脓头,脓溃则痛减,发热,小便短赤,大便干结;舌质红,苔黄,脉弦数。

【剂型规格】丸剂,每100粒重6g。

【用法用量】口服。一次6g,一日2次。

【临床应用】主要用于肝经热盛所致耳聋、耳疖等。治疗突发性耳聋35例,痊愈15例,显效11例,有效4例,无效5例,总有效率为85.7%［湖南中医杂志,2013,29(11):65-66］。

【注意事项】①孕妇忌服;②体弱年迈及脾胃虚寒者慎服;③忌食辛辣油腻食物。

银杏叶片（胶囊、滴丸）
Yinxingye Pian（Jiaonang、Diwan）
《中华人民共和国药典》2015年版一部

【药物组成】银杏叶提取物。

【功能主治】活血化瘀通络。用于瘀血阻络引起的胸痹心痛、中风、半身不遂、舌强语謇;冠心病稳定型心绞痛、脑梗死见上述症候者。

【辨证要点】突发性耳聋:气滞血瘀所致的突发听力下降,常伴耳胀堵塞或耳痛,耳鸣不止,或伴眩晕、胸痹心痛、脑卒中、半身不遂、舌强语謇。

【剂型规格】片剂:每片含①总黄酮醇苷9.6mg,萜类内酯2.4mg;②总黄酮醇苷19.2mg,萜类内酯4.8mg。胶囊剂:①每粒含总黄酮醇苷9.6mg、萜类内酯2.4mg;②每粒含总黄酮醇苷

19.2mg、萜类内酯4.8mg。滴丸：①每丸重60mg；②薄膜衣丸，每丸重63mg。

【用法用量】口服。片剂：规格①一次2片，规格②一次1片，一日3次；或遵医嘱。胶囊剂：规格①一次2粒，规格②一次1粒，一日3次；或遵医嘱。滴丸：一次5丸，一日3次；或遵医嘱。

【临床应用】主要用于突发性耳聋等。治疗突发性耳聋30例，14天后痊愈6例，显效5例，有效5例，总有效率为53.33%；1年后痊愈8例，显效8例，有效9例，总有效率为83.3%[海南医学，2014，25（20）：2999-3001]。

【不良反应】①咯血：文献报道1例患者口服银杏叶片出现咯血，表现为咳嗽，痰较多色白、淡黄而黏，夹有血性分泌物，色鲜量时多时少[中国中医急症，2010，19（7）：1248]；②胃肠道反应：服药后出现上腹部不适、恶心感，停药后症状消失[海峡药学，2009，21（5）：164]；③服用后有食欲减退、恶心、腹胀、便稀、口干、头晕、头痛、耳鸣、血压升高等症状报道[浙江中医学院学报，2004，28（6）：17]。

【注意事项】①孕妇忌用。②对本品过敏者、有出血倾向者禁用。③本品有抑制血小板功能的作用，故不宜长时间、大剂量应用，以防引起严重出血；长期口服应定期复查血液流变学相关指标；与抗凝药合用应注意调整剂量，加强用药监测。

银翘解毒丸（颗粒、片、胶囊、软胶囊、合剂）
Yinqiao Jiedu Wan（Keli、Pian、Jiaonang、Ruanjiaonang、Heji）
《中华人民共和国药典》2015年版一部
《中华人民共和国卫生部药品标准中药成方制剂第十四册》

【药物组成】【功能主治】【剂型规格】【用法用量】【注意事项】参见第一章第一节睑缘炎中的银翘解毒丸（颗粒、片、胶囊、软胶囊、合剂）。

【辨证要点】突发性耳聋：风邪外袭所致的突发听力下降，伴发热恶风、咳嗽、咽喉肿痛、鼻塞、流涕，或有头痛，耳胀闷；舌质淡红，苔薄白，脉浮。

【临床应用】主要用于突发性耳聋、睑腺炎、急性咽炎等。

【不良反应】①有报道用该处方会引起儿童厌食、寒战、恶心、呕吐等症状［中药材，2016，39（04），908-910］；②偶可引起过敏反应，表现为荨麻疹样皮疹、多形红斑性药疹、药物性皮炎等［中国中药杂志，2003，28（04）：384］；③有心慌、胸闷、憋气、呼吸困难、大汗淋漓、面色苍白、眼前发黑、恶心呕吐等症状［药物不良反应杂志，2002，06（06）：373］。

清气化痰丸

Qingqi Huatan Wan

《中华人民共和国药典》2015 年版一部
《中华人民共和国药典临床用药须知：
中药成方制剂卷》2015 年版

【药物组成】酒黄芩、瓜蒌仁霜、半夏（制）、陈皮、胆南星、苦杏仁、枳实、茯苓。

【功能主治】清肺化痰。用于痰热阻肺所致的咳嗽痰多、痰黄稠黏、胸腹满闷。

【辨证要点】①突发性耳聋：痰火郁结所致的突发听力下降，或伴耳鸣，自觉耳内阻塞感；咳嗽痰多、痰黄稠黏、胸腹满闷。②急、慢性支气管炎：咳嗽，痰多黏稠，色黄，胸腹满闷，或气促息粗，口干欲饮；舌红苔黄，脉滑数。

【剂型规格】水丸，每袋装 6g。

【用法用量】口服。水丸：每次 6~9g，一日 2 次；小儿酌减。

【临床应用】主要用于治疗感音神经性聋，急、慢性支气管炎等。①采用辨证口服中药联合针刺治疗感音神经性聋60例，痰火郁结型予用清气化痰丸加减，痊愈19例，显效22例，有效12例，总有效率88.33%［中国医药导报，2016，3（10）：88-91］；②治疗痰热壅肺型慢支咳嗽，63例患者中治愈31例，显效22例，有效6例，总有效率为93.65%［中医临床研究，2011，03（11）：1-2］。

【注意事项】①孕妇禁用。②无实火热痰或体弱便溏者禁用；风寒咳嗽和干咳无痰者不宜服用。③忌食辛辣食物。④本品含瓜蒌仁霜、制半夏，不宜与川乌、草乌、附子同用。

第三节　感音神经性耳鸣

感音神经性耳鸣是指在外界无相应声源或声电刺激的情况下，患者自觉耳内或颅内有声音的一种主观症状，常伴有或不伴有听力下降、睡眠障碍、心烦、恼怒、注意力无法集中、焦虑、抑郁等不良反应。本病属中医"耳鸣"的范畴。

治疗本病的中成药主要有丹栀逍遥丸、耳聋左慈丸、补中益气丸（口服液、合剂、颗粒）、桑菊感冒片（丸、合剂）、清气化痰丸。

丹栀逍遥丸

Danzhi Xiaoyao Wan

《中华人民共和国药典临床用药须知：
中药成方制剂卷》2015年版

【药物组成】【功能主治】【剂型规格】【用法用量】【注意事项】参见第一章第八节原发性闭角型青光眼中的丹栀逍遥丸。

【辨证要点】感音神经性耳鸣：肝郁所致的情绪低落，闷闷不乐，喜叹息，胸闷胁痛，腹胀便溏，心烦不寐，甚至急躁易怒，舌红苔黄，脉弦细数；见胁痛者：两胁胀痛，口苦咽干，胃脘胀闷，食后加重，苔黄腻，脉弦滑数。

【临床应用】主要用于感音神经性耳鸣、更年期女性眼干症眼病等。①相关文献报道,丹栀逍遥散加减治疗耳鸣一例且效佳[江苏中医杂志,1984(02):32];②联合羟糖甘滴眼液治疗更年期女性眼干症,能明显改善患者的临床症状与客观体征[国际眼科杂志,2016,16(06):1116-1119]。

【不良反应】联合盐酸舍曲林片出现口干、头晕、失眠、消化不良症状[中国药业,2016,25(14):35-37]。

耳聋左慈丸

Erlong Zuoci Wan

《中华人民共和国药典》2015年版一部

【药物组成】磁石(煅)、熟地黄、山茱萸(制)、牡丹皮、山药、茯苓、泽泻、竹叶柴胡。

【功能主治】滋肾平肝。用于肝肾阴虚,耳鸣耳聋,头晕目眩。

【辨证要点】①感音神经性耳鸣:耳内蝉鸣,伴头晕、头痛、面红、目赤、口苦咽干、烦躁不宁,或有手足心热,盗汗,腰膝酸软;舌红,苔少,脉弦细数。②感音神经性耳聋:听力下降,伴头晕、头痛、面红、目赤、口苦咽干、烦躁不宁,或有手足心热,盗汗,腰膝酸软;舌红,苔少,脉弦细数。

【剂型规格】丸剂:水蜜丸,每10丸重1g;小蜜丸,每15丸重3g;大蜜丸,每丸重9g。

【用法用量】口服。水蜜丸一次6g,小蜜丸一次9g,大蜜丸一次1丸,一日2次。

【临床应用】主要用于感音神经性耳鸣、感音神经性耳聋、药物中毒性耳聋、突发性耳聋、慢性分泌性中耳炎肝肾阴虚证等。①用于治疗神经性耳鸣38例,合天麻钩藤饮疗效更佳,其中痊愈6例,显效13例,有效11例,总有效率为78.95%[中国民族民间医药,2016,25(14):78-79];②联合松龄血脉康治疗耳鸣,总有效率达95.00%[中国卫生标准管理,2016(18):

127–128]；③联合通气散加减治疗慢性分泌性中耳炎肝肾阴虚证，临床总有效率为 89.61%，可明显改善患者的临床症状，降低骨导阈值，上调血清水通道蛋白 AQP-1 和 AQP-4 水平［中国实验方剂学杂志，2016，22（12）：191–194 ］。

【不良反应】用药后出现药疹［海峡药学，2007，19（12）：154 ］。

【注意事项】①本药对肝火上炎，痰瘀阻滞实证慎用。肝火上炎表现为头晕胀痛、口干、口苦、身体闷热、月经失调、失眠、呕血等；痰瘀阻滞实证表现为形体肥胖、全身虚浮、嗜睡、周身困重、脘闷纳呆、小便短少、舌胖淡、苔白腻。②本品主含磁石，不宜与四环素类药物、异烟肼、左旋多巴等西药合用。

补中益气丸（口服液、合剂、颗粒）

Buzhong Yiqi Wan（Koufuye、Heji、Keli）

《中华人民共和国药典》2015 年版一部

【药物组成】【功能主治】【剂型规格】【用法用量】【注意事项】参见第一章第七节老年性白内障中的补中益气丸（口服液、合剂、颗粒）。

【辨证要点】感音神经性耳鸣：脾胃虚弱所致的耳鸣起病或加重，多与劳累有关，或在下蹲站起时加重；舌质淡，苔薄白，脉细弱。

【临床应用】主要用于治疗感音神经性耳鸣、突发性耳聋等。有病例报道，治疗突发性耳聋患者 1 例，该患者中气不足，清阳不升，窍络空虚痹阻导致暴聋耳鸣，初期予以补中益气汤加减，诸证消失后，用补中益气丸等中成药调治 1 个月，未再发［中国中医药信息杂志，2013，20（03）：96–97 ］。

【不良反应】口服本品引起药疹［中国中药杂志，2002，27（2）：157 ］。

桑菊感冒片(丸、合剂)

Sangju Ganmao Pian(Wan、Heji)

《中华人民共和国药典》2015年版一部

【药物组成】片剂、丸剂:桑叶、菊花、连翘、薄荷素油、苦杏仁、桔梗、甘草、芦根;合剂:薄荷素油改为薄荷,其他药同片剂和丸剂。

【功能主治】疏风清热,宣肺止咳。用于风热感冒初起,头痛,咳嗽,口干,咽痛。

【辨证要点】感音神经性耳鸣:风热侵袭所致的耳鸣初起,可伴耳内堵塞或听力下降;头痛,咳嗽,口干,咽痛;舌质稍红,苔薄黄,脉浮数。

【剂型规格】薄膜衣片,每片重0.62g。丸剂,每100粒重15g。合剂,每瓶装100ml;每支装10ml。

【用法用量】口服。片剂:一次4~8片,一日2~3次。丸剂:一次25~30丸,一日2~3次。合剂:一次15~20ml,一日3次,用时摇匀。

【临床应用】主要用于感音神经性耳鸣等。

【注意事项】①风寒感冒者不适用,其表现为恶寒重,发热轻,无汗,头痛,鼻塞,流清涕,喉痒咳嗽;②脾胃虚寒,症见腹痛、喜暖、泄泻者慎用;③本品含甘草,不宜与甘遂、京大戟、海藻和芫花同用。

清气化痰丸

Qingqi Huatan Wan

《中华人民共和国药典》2015年版一部

【药物组成】【功能主治】【剂型规格】【用法用量】【注意事项】参见第二章第二节突发性耳聋中的清气化痰丸。

【辨证要点】①感音神经性耳鸣:痰火郁结所致的耳鸣,耳中胀闷;咳嗽痰多,痰黄稠黏,胸腹满闷;舌质红,苔黄腻,脉滑数。②急、慢性支气管炎:咳嗽,痰多黏稠、色黄,胸腹满闷,或气促息粗,口干欲饮;舌红苔黄,脉滑数。

【临床应用】主要用于感音神经性耳鸣、感音神经性聋等。采用口服中药联合针刺治疗感音神经性聋60例,痰火郁结型予用清气化痰丸加减,痊愈19例,显效22例,有效12例,总有效率88.33%[中国医药导报,2016,3(10):88-91]。

第四节 耳带状疱疹

耳带状疱疹是指由带状疱疹病毒或水痘-带状疱疹病毒感染的疾病。本病多为单侧发病,以青年及老年患者居多。本病属中医"䐃疮""火丹""蛇串疮"等范畴。

治疗本病的中成药主要有龙胆泻肝丸(大蜜丸、水丸、颗粒、片、口服液)、银翘解毒丸(颗粒、片、胶囊、软胶囊、合剂)。

龙胆泻肝丸(大蜜丸、水丸、颗粒、片、口服液)

Longdan Xiegan Wan(Damiwan、Shuiwan、

Keli、Pian、Koufuye)

《中华人民共和国药典》2015年版一部

《中华人民共和国药典临床用药须知:

中药成方制剂卷》2015年版

【药物组成】【功能主治】【剂型规格】【用法用量】【不良反应】【注意事项】参见第一章第一节睑缘炎中的龙胆泻肝丸(大蜜丸、水丸、颗粒、片、口服液)。

【辨证要点】①耳带状疱疹:邪毒外袭所致的 耳甲腔、外耳道或耳后完骨皮肤灼热、刺痛感,局部出现针头大小疱疹,密集呈簇状,疱疹周围皮肤潮红;可伴发热、恶寒、口眼㖞斜;舌质红,苔薄白,脉浮数。②化脓性中耳炎:耳内流脓,色黄而稠,耳内疼痛,听力减退;舌红苔黄,脉弦数。③外耳道疖肿:耳肿疼痛,口苦咽干,小便黄赤,大便秘结;舌红苔黄,脉弦数。④急性结膜炎:目赤肿痛,头痛,口苦,烦躁易怒,小便黄赤,大便秘结;舌红苔黄,脉弦数。⑤神经性耳聋:耳鸣如风雷声,耳聋时轻时重,每于郁怒之后加重,头痛,眩晕,心烦易怒;舌红苔黄,脉弦数。

【临床应用】主要用于耳带状疱疹、化脓性中耳炎、外耳道疖肿、急性结膜炎、神经性耳聋、边缘性角膜炎等表现为肝胆实火或肝经湿热者。加味龙胆泻肝汤治疗带状疱疹60例,痊愈32例,显效16例,有效8例,总有效率93.33%[光明中医,2010,25(05):800-801]。

银翘解毒丸(颗粒、片、胶囊、软胶囊、合剂)
Yinqiao Jiedu Wan(Keli、Pian、jiaonang、Ruanjiaonang、Heji)
《中华人民共和国药典》2015年版一部
《中华人民共和国卫生部药品标准中药成方制剂第十四册》

【药物组成】【功能主治】【剂型规格】【用法用量】【不良反应】【注意事项】参见第一章第一节睑缘炎中的银翘解毒丸(颗粒、片、胶囊、软胶囊、合剂)。

【辨证要点】耳带状疱疹:邪毒外袭所致的耳甲腔、外耳道或耳后完骨皮肤灼热、刺痛感,局部出现针头大小疱疹,密集呈簇状,疱疹周围皮肤潮红;可伴发热、恶寒、口眼㖞斜;舌质红,苔薄白,脉浮数。

【临床应用】主要用于耳带状疱疹腮腺炎、急性扁桃体炎等。治疗急性咽炎60例,临床痊愈25例,显效13例,有效

8 例,总有效率为 76.67%[新中医,2012,44(06):108-109]。

第五节　梅尼埃病

梅尼埃病是因膜迷路积水所致的内耳疾病,以发作性旋转性眩晕、波动性耳聋和耳鸣为主要临床特征,属耳源性眩晕之一。本病属中医"耳眩晕"的范畴。

治疗本病的中成药主要有天麻钩藤颗粒、半夏天麻丸、归脾丸(合剂)、杞菊地黄丸(口服液)、济生肾气丸、桑菊感冒片(丸、合剂)。

天麻钩藤颗粒

Tianma Gouteng Keli

《中华人民共和国药典》2015 年版一部

【药物组成】【功能主治】【剂型规格】【用法用量】【注意事项】参见第一章第十二节视网膜静脉阻塞中的天麻钩藤颗粒。

【辨证要点】梅尼埃病:肝阳上亢所致的眩晕每因情绪波动而发,或耳鸣耳聋,心烦易怒,急躁,口苦咽干,胸胁苦满,头痛;舌红,苔黄,脉弦数。

【临床应用】主要用于梅尼埃病、内耳眩晕等。治疗梅尼埃病 36 例,治愈 29 例,好转 2 例,治愈率 80.56%,总有效率86.11%[中国民康医学,2011,23(08):972]。

【不良反应】结合卡托普利致咳嗽、头晕和面色潮红,不良反应发生率为 8.5%[中医药导报,2014,20(13):73-75]。

归脾丸（合剂）

Guipi Wan（Heji）

《中华人民共和国药典》2015 年版一部

【药物组成】【功能主治】【剂型规格】【用法用量】【注意事项】参见第一章第十四节视网膜静脉周围炎中的归脾丸（合剂）。

【辨证要点】梅尼埃病：上气不足所致的眩晕劳累易发，或耳鸣耳聋；气短心悸，失眠多梦，头晕头昏，肢倦乏力，食欲缺乏，崩漏便血；舌淡，苔薄白，脉细弱。

【临床应用】主要用于梅尼埃病、成人突发性耳聋等。针药结合治疗成人突发性耳聋，气血亏虚型患者结合辨证可予以归脾汤或者补虚方剂辅助治疗［北京中医药大学硕士学位论文，2016］。

【不良反应】有少数病例出现疲倦、头痛、头晕、心悸、恶心呕吐、便秘、排尿障碍及性功能障碍等症状，均不严重［中国医学创新，2013，10（11）：43-44］。

半夏天麻丸

Banxia Tianma Wan

《中华人民共和国药典》2015 年版一部

【药物组成】【功能主治】【剂型规格】【用法用量】【注意事项】参见第一章第十九节视神经萎缩中的半夏天麻丸。

【辨证要点】梅尼埃病：头晕，视物旋转，头重如蒙，胸脘满闷，呕吐痰涎；苔白腻，脉弦滑。

【临床应用】主要用于梅尼埃病等。

杞菊地黄丸（口服液）

Qiju Dihuang Wan（Koufuye）

《中华人民共和国药典》2015 年版一部

《中华人民共和国药典临床用药须知：

中药成方制剂卷》2015 年版

【药物组成】【功能主治】【剂型规格】【用法用量】【注意事项】参见第一章第五节眼干燥症中的杞菊地黄丸（口服液）。

【辨证要点】①梅尼埃病：髓海不足所致的眩晕频繁发作，发作时耳鸣较甚，听力下降，伴腰膝酸软，失眠多梦，五心烦热；舌红，少苔，脉细数。②梅尼埃病见肝肾不足证：耳鸣、耳聋伴腰酸腰痛，口干咽燥，潮热，盗汗。③老年性白内障初期：视力缓慢下降，视物昏花，晶状体轻度混浊。④视神经萎缩：视物不清，不能久视。⑤眼干燥症：双目干涩，羞明畏光。

【临床应用】主要用于治疗梅尼埃病、老年性白内障初期、视神经萎缩、眼干燥症等。①联合西药治疗眼干燥症［辽宁中医药大学学报，2017, 19（02）: 108-111］；②辅助玻璃酸钠治疗眼干燥症，总有效率为 95.0%［亚太传统医药，2014, 10（11）: 124-125］。

【不良反应】口服本品出现过敏反应［中国中医药现代远程教育，2007, 5（12）: 50］。

济生肾气丸

Jisheng Shenqi Wan

《中华人民共和国药典》2015 年版一部

《中华人民共和国药典临床用药须知：

中药成方制剂卷》2015 年版

【药物组成】熟地黄、山茱萸（制）、牡丹皮、山药、茯苓、泽泻、肉桂、附子（制）、牛膝、车前子。

【功能主治】温肾化气，利水消肿。用于肾阳不足、水湿内停所致的肾虚水肿、腰膝酸重、小便不利、痰饮咳喘。

【辨证要点】梅尼埃病：寒水上泛所致的眩晕，或耳聋耳鸣；肾阳不足、水湿内停所致的肾虚水肿、腰膝酸重、小便不利、痰饮咳喘；舌淡白，苔白，脉沉细。

【剂型规格】水蜜丸，每40粒重3g；小蜜丸，每45粒重9g；大蜜丸，每丸重9g。

【用法用量】口服。水蜜丸一次6g，小蜜丸一次9g，大蜜丸一次1丸，一日2~3次。

【临床应用】主要用于梅尼埃病等。临床1例病例报道，一女士为肾气不足，湿浊上扰型梅尼埃病，服济生肾气丸10天，病愈，随访2年未复发[山西中医，2012，28（11）：40]。

【不良反应】结合针刺出现轻微腹胀[上海针灸杂志，2016，35（10）：1210–1212]。

【注意事项】①本品含附子有毒，不可过服、久服；②本品含辛温大热之品，孕妇慎用；③本品主治肾虚水肿，若遍体浮肿、心烦身热、口渴不欲饮之湿热壅盛水肿者，恶寒发热、眼睑浮肿、咽喉肿痛之风水泛溢水肿者皆不宜用；④服药期间饮食宜清淡，宜低盐饮食；⑤本品含附子，不宜与半夏、瓜蒌、贝母、白蔹、白及同用；⑥含肉桂，不宜与赤石脂同用。

桑菊感冒片（丸、合剂）
Sangju Ganmao Pian（Wan、Heji）
《中华人民共和国药典》2015年版一部

【药物组成】【功能主治】【剂型规格】【用法用量】【注意事项】参见第二章第三节感音神经性耳鸣中的桑菊感冒片（丸、合剂）。

【辨证要点】①梅尼埃病：风热外袭所致的突发眩晕，如立舟船，恶心呕吐，或耳鸣耳聋；头痛，咳嗽，口干，咽痛；舌红，苔薄白，脉浮数。②上呼吸道感染、急性支气管炎：感冒初起，头痛，或咳嗽，口干，咽干或痛；舌红，苔黄或薄黄，脉浮数。

【临床应用】主要用于梅尼埃病、急性支气管炎等。

第六节　慢　性　鼻　炎

慢性鼻炎是由多种原因引起的鼻黏膜及黏膜下组织的慢性炎症性疾病，包括慢性单纯性鼻炎和慢性肥厚性鼻炎。以鼻塞、鼻甲肿胀为主要临床表现，男女老幼均可发病，无季节及地域差别。本病属中医"鼻窒"的范畴。

治疗本病的中成药主要有四君子丸（合剂、颗粒）、血府逐瘀丸（胶囊、口服液）、辛夷鼻炎丸、鼻咽清毒颗粒、鼻炎通喷雾剂（鼻炎滴剂）。

四君子丸（合剂、颗粒）

Sijunzi Wan（Heji、Keli）

《中华人民共和国药典》2015 年版一部

【药物组成】党参、炒白术、茯苓、炙甘草。

【功能主治】益气健脾。用于脾胃气虚，胃纳不佳，食少便溏。

【辨证要点】慢性鼻炎：肺脾气虚所致的鼻塞时轻时重，或交替性鼻塞，涕白而黏，遇寒冷时症状加重；鼻黏膜淡红肿胀；胃纳不佳，食少便溏；舌淡，苔白，脉细弱。

【剂型规格】水丸，每瓶装 60g 或 100g。合剂，每瓶装 100ml。颗粒：每袋装 15g。

【用法用量】口服。丸剂：一次 3~6g，一日 3 次。合剂：一次

20ml,一日 3 次。颗粒:一次 1 袋,一日 3 次。

【临床应用】主要用于慢性鼻炎等。合黄芪汤治疗慢性鼻炎 1 例,连服 18 剂,月余,诸症痊愈[河南中医学院, 2013, 28(9): 1794-1795]。

【注意事项】①阴虚(症见五心烦热,口干咽燥,神烦气粗,尿黄便干)或实热证(症见壮热烦躁,面红目赤,渴喜冷饮,胸痛痰黄,腹痛拒按,大便秘结,小便短赤)者忌用;②服药期间忌食辛辣、油腻、生冷之品,宜食清淡、易消化之品;③本品含甘草,不宜与海藻、大戟、甘遂、芫花同用;④本品含党参,不宜与藜芦同用。

血府逐瘀丸(胶囊、口服液)
Xuefu Zhuyu Wan(Jiaonang、Koufuye)
《中华人民共和国药典》2015 年版一部

【药物组成】【功能主治】【剂型规格】【用法用量】【注意事项】参见第一章第十节葡萄膜炎中血府逐瘀丸(胶囊、口服液)。

【辨证要点】慢性鼻炎:气滞血瘀所致的鼻塞较甚,持续不减,鼻涕不易擤出,嗅觉减退;鼻黏膜暗红肥厚,下鼻甲肿大,表面呈桑椹状,触之硬实,缺少弹性;胸痹、头痛日久,痛如针刺而有定处、内热烦闷、心悸失眠、急躁易怒;舌质暗红或有瘀点,脉弦涩。

【临床应用】主要用于慢性鼻炎等。血府逐瘀汤加减治疗慢性鼻炎 40 例,治愈 16 例,显效 13 例,有效 8 例,总有效率 92.50%[陕西中医药大学学报, 2016, 39(03): 76-77]。

【不良反应】米非司酮联合本品致恶心、呕吐及腹痛[医学综述, 2012, 18(15): 2505-2506]。

辛夷鼻炎丸

Xinyi Biyan Wan

《中华人民共和国药典》2015年版一部

【药物组成】苍耳子、辛夷、薄荷、紫苏叶、防风、山白芷、菊花、广藿香、鹅不食草、板蓝根、鱼腥草、三叉苦、甘草。

【功能主治】祛风宣窍，清热解毒。用于风热上攻、热毒蕴肺所致的鼻塞、鼻流清涕或浊涕、发热、头痛。

【辨证要点】①慢性鼻炎：鼻塞时轻时重，或交替性鼻塞，遇冷则塞减，鼻气灼热，鼻涕色黄量少，嗅觉减退；伴有头昏不清、咳嗽痰黄，时有胸中烦热；舌尖红，苔薄黄，脉浮有力。②过敏性鼻炎：阵发性鼻痒，喷嚏，流鼻涕，小便色黄，大便干燥；舌尖红，苔薄黄，脉浮数。③急性鼻炎：鼻塞有黄色脓涕积留，伴发热、头痛、微恶风、口渴、咳嗽、痰黄黏稠；舌尖红，苔薄黄，脉浮数。

【剂型规格】丸剂，每10丸重0.75g。

【用法用量】口服。一次3g，一日3次。

【临床应用】主要用于慢性鼻炎、慢性鼻窦炎、过敏性鼻炎、急性鼻炎、变应性鼻炎等。①用于慢性鼻窦炎，临床试验59例，其中痊愈7例，显效25例，有效16例，总有效率为81.36%［西部中医药，2016，29（08）：88-89］；②用于变应性鼻炎，临床试验60例，显效36例，有效18例，总有效率为90.00%［中国民族民间医药，2015（04）：55］。

【不良反应】①个例鼻腔干燥［内蒙古中医药，2015，34（06）：89］；②有涕中带血丝的现象［中国民族民间医药，2015，（04）：55］；③个例出现轻微的唇部麻木［亚太传统医药，2013，09（04）：171-172］。

【注意事项】①外感风寒、肺脾气虚、气滞血瘀者慎用；②服药期间戒烟酒，忌辛辣食物；③本品含苍耳子，不宜过量、久用。

鼻炎通喷雾剂（鼻炎滴剂）

Biyantong Penwuji（Biyan Diji）

《中华人民共和国药典》2015 年版一部

【**药物组成**】盐酸麻黄碱、黄芩苷、山银花、辛夷油、冰片。

【**功能主治**】散风清热，宣肺通窍。用于风热蕴肺所致的鼻塞，鼻流清涕或浊涕，发热，头痛；急、慢性鼻炎见上述症候者。

【**辨证要点**】急、慢性鼻炎：鼻塞较重，鼻流黏稠黄涕，鼻黏膜色红肿胀，伴发热、头痛、微恶风、口渴、咳嗽、痰黄黏稠；舌尖红，苔薄黄，脉浮数。

【**剂型规格**】喷雾剂：①每瓶装 10ml；②每瓶装 15ml（每 1ml 含黄芩苷 20mg，盐酸麻黄碱 5mg）。

【**用法用量**】喷入鼻腔内，一次 1~2 揿，一日 2~4 次。1 个月为 1 个疗程。

【**临床应用**】主要用于急、慢性鼻炎等。

【**注意事项**】①高血压、动脉硬化、心绞痛、甲状腺功能亢进等患者禁用；②孕妇和哺乳期妇女禁用；③运动员慎用。

鼻咽清毒颗粒（鼻咽清毒剂）

Biyan Qingdu Keli（Biyan Qingdu Ji）

《中华人民共和国药典》2015 年版一部

【**药物组成**】野菊花、苍耳子、重楼、茅莓根、两面针、夏枯草、龙胆、党参。

【**功能主治**】清热解毒，化痰散结。用于痰热毒瘀蕴结所致的鼻咽部慢性炎症及鼻咽癌放射治疗后分泌物增多。

【辨证要点】①慢性鼻炎:鼻塞时轻时重,或交替性鼻塞,遇冷则塞减,鼻气灼热,鼻涕色黄量少,嗅觉减退,伴头昏不清,咳嗽痰黄,时有胸中烦热;舌红,苔黄,脉洪数;②慢性喉炎:咽部红肿,疼痛较剧,发热较高,口干,大便秘结,小便黄;舌赤,苔黄,脉洪数。

【剂型规格】颗粒剂:①每袋装10g;②每瓶装120g。

【用法用量】口服。一次20g,一日2次,30天为1个疗程。

【临床应用】主要用于慢性鼻炎、上气道咳嗽综合征、小儿鼻渊、慢性喉炎等。①配合吉诺通治疗上气道咳嗽综合征53例,显效39例,有效10例,无效4例,总有效率为92.45%[山东医学高等专科学校学报,2014,36(4):252-254];②治疗小儿鼻渊398例,总有效387例,总有效率为97.24%[中国药业,2010,19(6):61-62]。

【注意事项】①孕妇及儿童慎用;②忌食辛辣食物。

第七节　萎缩性鼻炎

　　萎缩性鼻炎是一种发展缓慢,以鼻腔黏膜萎缩性或退行性病变为病理特征的慢性炎症。主要临床特点是鼻黏膜、鼻甲萎缩,鼻腔宽大,鼻腔内积结黄绿色分泌物和痂皮,恶臭,嗅觉障碍。本病属中医"鼻槁"的范畴。

　　治疗本病的中成药主要有百合固金口服液(丸、浓缩丸、片、颗粒)、补中益气丸(口服液、合剂、颗粒)、养阴清肺膏(糖浆、口服液、丸)。

百合固金口服液(丸、浓缩丸、片、颗粒)

Baihe Gujin Koufuye(Wan、Nongsuowan、Pian、Keli)

《中华人民共和国药典》2015年版一部

【药物组成】百合、地黄、熟地黄、麦冬、玄参、川贝母、当归、

白芍、桔梗、甘草。

【功能主治】养阴润肺,化痰止咳。用于肺肾阴虚,燥咳少痰,痰中带血,咽干喉痛。

【辨证要点】萎缩性鼻炎:肺肾阴虚所致的鼻腔干燥,黏膜色红,附有干痂,时有鼻衄,嗅觉减退;燥咳少痰,痰中带血,咽干喉痛;舌红少苔,脉细数。

【剂型规格】口服液:①每瓶装 10ml;②每瓶装 20ml;③每瓶装 100ml。丸剂:小蜜丸,每 100 丸重 20g;大蜜丸,每丸重 9g;浓缩丸,每 8 丸相当于原生药3g。片剂:①每片重 0.4g;②每片重 0.45g。颗粒剂:每袋装 9g。

【用法用量】口服。口服液:一次 10~20ml,一日 3 次。丸剂:小蜜丸一次 9g,大蜜丸一次 1 丸,一日 2 次;浓缩丸一次 8 丸,一日 3 次。片剂:规格①一次 5 片,或规格②一次 3 片,一日 3 次。颗粒剂:一次 1 袋,一日 3 次。

【临床应用】主要用于萎缩性鼻炎等。用于治疗萎缩性鼻炎 58 例,治愈 26 例,有效 24 例,总有效率 86.21%［四川中医,2014, 32（05）: 131–132］。

【注意事项】①本品为阴虚燥咳所设,外感咳嗽、寒湿痰喘者忌用。外感咳嗽表现为起病较急,声盛而浊,兼见寒热、头痛、身痛、鼻塞、流涕、咽干、喉痒等外感症候;寒湿痰喘表现为咳嗽、气喘或痰喘、呼吸困难、面色青紫。②本品滋阴碍脾,脾虚便溏、食欲缺乏者慎服,表现为肢体倦怠,食少纳呆,神疲乏力,少气懒言,大便稀薄、不成形、形似溏泥。③忌油腻及腥冷辛辣食物,忌烟酒。④本品含有玄参、白芍,不宜与藜芦同用。⑤本品含有贝母,不宜与川乌、草乌及附子同用。⑥本品含有甘草,不宜与海藻、大戟、甘遂、芫花同用。

补中益气丸（口服液、合剂、颗粒）

Buzhong Yiqi Wan（Koufuye、Heji、Keli）

《中华人民共和国药典》2015 年版一部

【药物组成】【功能主治】【剂型规格】【用法用量】【注意事项】参见第一章第七节老年性白内障中的补中益气丸（口服液、合剂、颗粒）。

【辨证要点】萎缩性鼻炎：脾气虚弱所致的鼻腔干燥，鼻腔黏膜色淡、附有干痂，嗅觉减退；泄泻、脱肛、阴挺；舌淡，苔白，脉细弱。

【临床应用】主要用于萎缩性鼻炎、脾气虚弱型变应性鼻炎等。补中益气颗粒治疗脾气虚弱型变应性鼻炎 30 例，显效 17 例，有效 7 例，总有效率 80.00%［世界中医药，2017，12（10）：2371-2374，2378］。

【不良反应】口服本品引起药疹［中国中药杂志，2002，27（2）：157］。

养阴清肺膏（糖浆、口服液、丸）

Yangyin Qingfei Gao（Tangjiang、Koufuye、Wan）

《中华人民共和国药典》2015 年版一部

【药物组成】【功能主治】【剂型规格】【用法用量】【注意事项】参见第一章第五节眼干燥症中的养阴清肺膏（糖浆、口服液、丸）。

【辨证要点】萎缩性鼻炎：燥邪犯肺所致的鼻内干燥，甚或黏膜萎缩、鼻腔宽大；咽干咽痛，干咳少痰或痰中带血；舌质红，脉细数。

【临床应用】主要用于萎缩性鼻炎、慢性咽炎、急性扁桃体炎、干燥性鼻炎等。用于干燥性鼻炎16例,治愈2例,显效11例,有效2例,总有效率93.75%〔中医药临床杂志,2014,26(08):800-801〕。

第八节　变应性鼻炎

变应性鼻炎是指以突然和反复发作的鼻痒、连续喷嚏、流清涕、鼻塞为特征的疾病。本病属中医"鼻鼽"的范畴。

治疗本病的中成药主要有玉屏风口服液(胶囊、颗粒、丸、袋泡茶)、补中益气丸(口服液、合剂、颗粒)、金匮肾气丸、羚羊清肺丸(颗粒)、鼻炎康片、鼻炎片、辛芩颗粒(片)、千柏鼻炎片(胶囊)。

千柏鼻炎片(胶囊)

Qianbai Biyan Pian(Jiaonang)

《中华人民共和国药典》2015年版一部

【药物组成】千里光、卷柏、羌活、决明子、麻黄、川芎、白芷。

【功能主治】清热解毒,活血祛风,宣肺通窍。用于风热犯肺、内郁化火、凝滞气血所致的鼻塞、鼻痒气热、流涕黄稠,或持续鼻塞、嗅觉迟钝。

【辨证要点】①变应性鼻炎:阵发性鼻痒,喷嚏,流鼻涕,小便色黄,大便干燥;舌尖红,苔薄黄,脉浮数;②急性鼻炎:鼻塞较重,鼻流黏稠黄涕,鼻黏膜色红肿胀,鼻道有黄色脓涕积留,伴发热、头痛、微恶风、口渴、咳嗽、痰黄黏稠;舌尖红,苔薄黄,脉浮数;③慢性鼻炎:鼻塞时轻时重,或交替性鼻塞,遇冷则塞减,鼻气灼热,鼻涕色黄量少,嗅觉减退,鼻黏膜与鼻甲色红肿胀,鼻甲柔软,表面光滑,伴头昏不清、咳嗽痰黄,时有胸中烦热;舌尖红,苔薄黄,脉浮有力;④急、慢性鼻窦炎:鼻塞,涕黄或白黏,量少,鼻内黏膜红肿,中鼻道有稠涕,窦窍部位压痛,多有头痛,发热,畏寒,咳嗽;舌质红,苔薄黄,脉浮数。

【剂型规格】薄膜衣片,每片重 0.44g。胶囊剂,每粒装 0.5g。

【用法用量】口服。片剂:一次 3~4 片,一日 3 次。胶囊剂:一次 2 粒,一日 3 次。

【临床应用】主要用于变应性鼻炎、急慢性鼻炎、鼻窦炎等。联合盐酸西替利嗪片和维生素 C 片治疗变应性鼻炎 30 例,治愈 12 例,好转 16 例,无效 2 例,总有效率为 93.33%〔临床合理用药杂志,2014,7(19):81〕。

【注意事项】①忌辛辣、鱼腥食物;②孕妇慎用;③不宜在服药期间同时服用温补性中药;④运动员慎用。

玉屏风口服液(胶囊、颗粒、丸、袋泡茶)

Yupingfeng Koufuye(Jiaonang、Keli、Wan、Daipaocha)

《中华人民共和国药典》2015 年版一部

《中华人民共和国药典临床用药须知:

中药成方制剂卷》2015 年版

【药物组成】黄芪、白术(炒)、防风。

【功能主治】益气,固表,止汗。用于表虚不固,自汗恶风,面色㿠白,或体虚易感风邪者。

【辨证要点】变应性鼻炎:肺气虚寒所致的发作性鼻痒,喷嚏连作,清涕量多,鼻塞,嗅觉减退;鼻黏膜色淡、肿胀,语声低,易患感冒,经常咳嗽、咳痰;舌淡红,苔薄白,脉细弱。

【剂型规格】口服液,每支装 10ml。胶囊剂,每粒装 0.58g。颗粒剂,每袋装 5g。水丸,每袋装 18g。袋泡茶,每袋装 3g。

【用法用量】口服。口服液:一次 10ml,一日 3 次。胶囊剂:一次 2 粒,一日 3 次。颗粒剂:一次 1 袋,一日 3 次,开水冲服。丸剂:每次 6~9g,一日 2 次。袋泡茶:开水浸泡 15 分钟后饮服,一次 2 袋,一日 2~3 次。

【临床应用】主要用于变应性鼻炎、儿童变应性鼻炎肺气虚型、肺脾气虚型鼻鼽等。①联合涌泉穴贴敷治疗儿童变应性鼻炎肺气虚型,临床试验 33 例,显效 14 例,有效 16 例,总有效率为 90.91%〔中医儿科杂志,2017,13(02):80–85〕;②治疗肺脾气虚型鼻鼽,初、中、末期分别和另外一种中成药治疗,2 周后治疗有效率为 86%,6 周后治疗有效率为 94%〔辽宁中医药大学学报,2017,19(04):174–177〕。

【不良反应】文献报道玉屏风颗粒有致小儿大便失禁的不良反应〔中国中药杂志,1999,24(10):635〕。

【注意事项】①热病汗出忌用;阴虚盗汗(症见睡觉时出汗,醒后即无汗)应慎用。②服药期间饮食宜选清淡之品。

辛芩颗粒(片)

Xinqin keli(Pian)

《中华人民共和国药典》2015 年版一部

【药物组成】细辛、黄芩、荆芥、防风、白芷、苍耳子、黄芪、白术、桂枝、石菖蒲。

【功能主治】益气固表,祛风通窍。用于肺气不足、风邪外袭所致的鼻痒、喷嚏、流清涕、易感冒;变应性鼻炎见上述症候者。

【辨证要点】①变应性鼻炎:鼻窍奇痒,喷嚏连连,继则流大量清涕,鼻塞不通,嗅觉减退,平素恶风怕冷,易感冒,每遇风冷则易发作,反复不愈,伴倦怠懒言,气短音低,或自汗;舌质淡红,苔薄白,脉虚弱;②慢性鼻炎:鼻塞呈交替性,或鼻塞时轻时重,鼻涕清稀,遇寒时症状加重,鼻内黏膜肿胀色淡,伴咳嗽痰稀、气短、面色白;舌质淡红,苔薄白,脉缓或浮。

【剂型规格】颗粒剂:①每袋装 20g;②每袋装 5g(无蔗糖)。片剂:每片重 0.8g。

【用法用量】颗粒剂:开水冲服,一次 1 袋,一日 3 次。片剂:一次 3 片,一日 3 次。

【临床应用】主要用于变应性鼻炎、慢性鼻炎、急性鼻窦炎等。①联合糠酸莫米松鼻喷雾剂治疗儿童变应性鼻炎 119 例,显效 81 例,有效 27 例,无效 11 例,总有效率为 90.76%［现代药物与临床,2017,32(7):1289-1292］;②联合氯雷他啶治疗过敏性鼻炎 60 例,治愈 32 例,好转 25 例,无效 3 例,总有效率为 95.00%。复发 2 例占 3.33%,复发率较低［中国临床研究,2015,28(3):377-379］。

【不良反应】偶见胃部轻微不适,适当对症处理后,多可继续服用。另有文献报道,口服本品引起骨关节疼痛［海峡药学,2008,20(8):174］。

【注意事项】①儿童及老年人慎用;②孕妇、婴幼儿及肾功能不全者禁用。

补中益气丸(口服液、合剂、颗粒)

Buzhong Yiqi Wan(Koufuye、Heji、Keli)

《中华人民共和国药典》2015 年版一部

【药物组成】【功能主治】【剂型规格】【用法用量】【注意事项】参见第一章第七节老年性白内障中的补中益气丸(口服液、合剂、颗粒)。

【辨证要点】变应性鼻炎:脾气虚弱所致的发作性鼻痒,喷嚏连作,清涕量多,鼻塞,嗅觉减退;鼻黏膜色淡、肿胀;食少、便溏,倦怠乏力;舌淡红或胖,边有齿痕,苔薄白,脉细弱。

【临床应用】主要用于变应性鼻炎等。补中益气颗粒治疗脾气虚弱型变应性鼻炎 30 例,显效 17 例,有效 7 例,总有效率80.00%［世界中医药,2017,12(10):2371-2374,2378］。

【不良反应】有报道口服本品引起药疹［中国中药杂志,2002,27(2):157］。

金匮肾气丸

Jingui Shenqi Wan

《中华人民共和国卫生部药品标准中药成方制剂第二十册》

【药物组成】地黄、山药、山茱萸（酒炙）、茯苓、牡丹皮、泽泻、桂枝、附子（制）、牛膝（去头）、车前子（盐炙）。

【功能主治】温补肾阳，化气行水。用于肾虚水肿，腰膝酸软，小便不利，畏寒肢冷。

【辨证要点】变应性鼻炎：肾阳不足所致的发作性鼻痒，喷嚏连作，清涕量多，鼻塞，嗅觉减退；鼻黏膜苍白、肿胀；肾虚水肿，腰膝酸软，小便不利，畏寒肢冷；舌淡，苔白，脉沉细。

【剂型规格】丸剂，每100粒重20g。

【用法用量】口服。一次20~25粒（4~5g），一日2次。

【临床应用】主要用于变应性鼻炎等。治疗肾虚变应性鼻炎2例，均痊愈，且1年随访未发作［中国中医药信息杂志，2016，23（05）：109-110］。

【不良反应】①个例出现发热［中国药房，2016，27（30）：4230-4232］；②合醋酸泼尼松片和小剂量环磷酰胺静脉滴注，致高血脂、膀胱炎、骨质疏松、高血糖等不良反应［实用医学杂志，2013，29（19）：3245-3247］；③药疹［江西中医药，2000，31（4）：59］。

【注意事项】①忌房欲、气恼；②忌食生冷物。

羚羊清肺丸（颗粒）

Lingyang Qingfei Wan（Keli）

《中华人民共和国药典》2015年版一部

【药物组成】浙贝母、蜜桑白皮、前胡、麦冬、天冬、天花粉、地黄、玄参、石斛、桔梗、蜜枇杷叶、炒苦杏仁、金果榄、金银花、大青叶、栀子、黄芩、板蓝根、牡丹皮、薄荷、甘草、熟大黄、陈皮、羚羊角粉。

【功能主治】清肺利咽，清瘟止嗽。用于肺胃热盛、感受时邪、身热头晕、四肢酸懒、咳嗽痰盛、咽喉肿痛、鼻衄咳血、口舌干燥。

【辨证要点】①变应性鼻炎：肺经伏热所致的发作性鼻痒，喷嚏连作，清涕量多或为黏稠涕，鼻塞，嗅觉减退；鼻黏膜偏红、肿胀；身热头晕，四肢酸懒，咳嗽痰盛，咽喉肿痛，鼻衄咳血，口舌干燥；舌红，苔薄白或薄黄，脉数。②急性咽炎：身热，咽喉红肿疼痛，口干口渴，尿赤，便结。

【剂型规格】丸剂：①小蜜丸，每100丸重20g；②大蜜丸，每丸重6g。颗粒剂：每袋装6g。

【用法用量】丸剂：口服。小蜜丸一次6g（30丸），大蜜丸一次1丸，一日3次。颗粒剂：开水冲服。一次6g，一日3次。

【临床应用】主要用于治疗变应性鼻炎、急性扁桃体炎、急性咽炎等。

【注意事项】①孕妇慎用。②本品药性偏凉，外感风寒或寒痰咳嗽者禁用。外感风寒表现为恶寒重、发热轻、无汗、浑身酸痛、鼻流清涕、咳嗽吐稀白痰、口不渴或渴喜热饮。③本品含玄参，不宜与藜芦同用。④本品含浙贝母、天花粉，不宜与川乌、草乌、附子配伍使用。⑤本品含甘草，不宜与海藻、大戟、甘遂、芫花同用。

鼻炎片

Biyan Pian

《中华人民共和国药典》2015年版一部

【药物组成】苍耳子、辛夷、防风、连翘、野菊花、五味子、桔梗、白芷、知母、荆芥、甘草、黄柏、麻黄、细辛。

【功能主治】祛风宣肺,清热解毒。用于急、慢性鼻炎风热蕴肺证,症见鼻塞、流涕、发热、头痛。

【辨证要点】①变应性鼻炎:阵发性鼻痒,喷嚏,流鼻涕,小便色黄,大便干燥;舌尖红,苔薄黄,脉浮数;②急性鼻炎:鼻塞较重,鼻流黏稠黄涕,鼻黏膜色红肿胀,鼻道有黄色脓涕积留,伴发热、头痛、微恶风、口渴、咳嗽、痰黄黏稠;舌尖红,苔薄黄,脉浮数;③慢性鼻炎:鼻塞时轻时重,或交替性鼻塞,遇冷则塞减,鼻气灼热,鼻涕色黄量少,嗅觉减退,伴头昏不清,咳嗽痰黄,时有胸中烦热;舌尖红,苔薄黄,脉浮有力。

【剂型规格】片剂:①糖衣片,每片重 0.3 g;②薄膜衣片,每片重 0.5g。

【用法用量】口服。一次 3~4 片(糖衣片)或一次 2 片(薄膜衣片),一日 3 次。

【临床应用】主要用于变应性鼻炎、急慢性鼻炎及萎缩性鼻炎等。联合布地奈德喷雾剂鼻腔局部喷雾治疗变应性鼻炎 70 例,显效 30 例,有效 35 例,无效 5 例,总有效率为 92.86% [临床合理用药杂志,2016,9(13):37-38]。

【注意事项】①忌烟酒、辛辣、鱼腥食物;②不宜在服药期间同时服用温补性中药;③运动员慎用。

鼻炎康片

Biyankang Pian

《中华人民共和国药典》2015 年版一部

【药物组成】广藿香、苍耳子、鹅不食草、麻黄、野菊花、当归、黄芩、猪胆粉、薄荷油、马来酸氯苯那敏。

【功能主治】清热解毒,宣肺通窍,消肿止痛。用于风邪蕴肺所致的变应性鼻炎和急、慢性鼻炎。

【辨证要点】①变应性鼻炎:阵发性鼻痒,喷嚏,流鼻涕,小便色黄,大便干燥;舌尖红,苔薄黄,脉浮数;②急性鼻炎:鼻塞较重,鼻流黏稠黄涕,鼻黏膜色红肿胀,鼻道有黄色脓涕积留,伴发热、头痛、微恶风、口渴、咳嗽、痰黄黏稠;舌尖红,苔薄黄,脉浮数;③慢性鼻炎:鼻塞时轻时重,或交替性鼻塞,遇冷则塞减,鼻气灼热,鼻涕色黄量少,嗅觉减退,伴头昏不清,咳嗽痰黄,时有胸中烦热;舌尖红,苔薄黄,脉浮有力。

【剂型规格】片剂,每片重 0.37g(含马来酸氯苯那敏 1mg)。

【用法用量】口服。一次 4 片,一日 3 次。

【临床应用】主要用于变应性鼻炎以及急、慢性鼻炎。联合丙酸氟替卡松鼻喷雾剂治疗常年性变应性鼻炎 48 例,显效 31 例,有效 12 例,无效 5 例,总有效率为 89.58%,且可以改善患者血清 IL-4、IL-8 及 IgE 水平[中华中医药学刊,2015,33(9):2213-2215]。

【注意事项】①孕妇及高血压患者慎用;②用药期间不宜驾驶车辆、管理机器及高空作业等;③忌食辛辣食物;④不宜过量、久服。

第九节　鼻　窦　炎

鼻窦炎是指鼻窦黏膜的感染性炎症性疾病,多与鼻炎同时存在,所以也称为鼻 – 鼻窦炎。按照症状体征的发生和持续时间可分为急性鼻 – 鼻窦炎和慢性鼻 – 鼻窦炎两种情况,主要症状为鼻流浊涕、头昏痛、鼻塞、鼻嗅下降等。本病属中医"鼻渊"的范畴。

治疗本病的中成药主要有参苓白术丸(散)、通窍鼻炎片(胶囊、颗粒)、桑菊银翘散、鼻渊舒口服液(胶囊)、鼻窦炎口服液、鼻渊通窍颗粒、藿胆丸(片)。

参苓白术丸（散）

Shenling Baizhu Wan（San）

《中华人民共和国药典》2015 年版一部

【**药物组成**】【**功能主治**】【**剂型规格**】【**用法用量**】【**注意事项**】参见第一章第九节原发性开角型青光眼中参苓白术丸（散）。

【**辨证要点**】鼻窦炎：鼻涕混浊、量多，鼻塞，劳累后症状加重，嗅觉减退；或伴有食少、腹胀、便溏、乏力、头昏重；舌淡胖、边有齿印，苔白腻，脉细弱。

【**临床应用**】主要用于治疗鼻窦炎、慢性扁桃体炎、过敏性鼻炎等。参苓白术散治疗过敏性鼻炎 39 例，显效 23 例，有效 14 例，总有效率为 94.87%［亚太传统医药，2015，11（05）：110–111］。

通窍鼻炎片（胶囊、颗粒）

Tongqiao Biyan Pian（Jiaonang、Keli）

《中华人民共和国药典》2015 年版一部

【**药物组成**】炒苍耳子、黄芪、炒白术、防风、白芷、辛夷、薄荷。

【**功能主治**】散风固表，宣通鼻窍。用于风热蕴肺、表虚不固所致的鼻塞时轻时重、鼻流清涕或浊涕、前额头痛；慢性鼻炎、过敏性鼻炎、鼻窦炎见上述症候者。

【**辨证要点**】①慢性鼻炎：鼻塞时轻时重，或交替性鼻塞，遇冷则塞减，鼻气灼热，鼻涕色黄量少，嗅觉减退；伴有头昏不清，咳嗽痰黄，时有胸中烦热，易汗出；舌尖红，苔薄黄，脉浮无力。

②过敏性鼻炎:阵发性鼻痒,喷嚏,流鼻涕,小便色黄,大便干燥,易汗出;舌尖红,苔薄黄,脉浮数无力。③鼻窦炎:发病急,鼻塞,涕黄或白黏,量少;多有头痛、发热、畏寒、咳嗽、易汗出;舌质红,苔薄黄,脉浮数无力。

【剂型规格】薄膜衣片剂,每片重 0.3g(相当于饮片 1.1g)。胶囊剂,每粒装 0.4g。颗粒剂,每袋装 2g。

【用法用量】口服。片剂:一次 5~7 片,一日 3 次。胶囊剂:一次 4~5 粒,一日 3 次。颗粒剂:开水冲服,一次 1 袋,一日 3 次。

【临床应用】主要用于急性鼻炎、过敏性鼻炎、鼻窦炎、变应性鼻炎及慢性鼻炎等。①通窍鼻炎片能改善过敏性鼻炎的临床症状,疗效显著,无明显的不良反应[临床医学研究与实践,2016, 1(13): 89];②糠酸莫米松鼻喷雾剂联合通窍鼻炎片治疗变应性鼻炎的临床疗效确切,可有效缓解患者的症状,且不良反应少[临床合理用药杂志,2017, 10(1C): 72-73]。

【不良反应】糠酸莫米松鼻喷雾剂联合通窍鼻炎片治疗变应性鼻炎有 5 例患者出现不良反应,其中鼻腔干燥感 1 例、鼻黏膜出血 1 例、关节疼痛与腹痛 1 例、睡眠障碍 1 例和皮疹 1 例,上述不良反应症状均较轻,未予处理均逐渐自行消失[临床合理用药杂志,2015, 08(1C): 128, 130]。

【注意事项】①外感风寒或气滞血瘀者慎用;②服药期间戒烟酒,忌辛辣食物;③本品含有苍耳子,不宜过量和久服。

桑菊银翘散

Sangju Yinqiao San

《中华人民共和国药典临床用药须知:
中药成方制剂卷》2015 年版

【药物组成】桑叶、菊花、金银花、连翘、薄荷、荆芥、淡豆豉、牛蒡子、蝉蜕、僵蚕、绿豆、桔梗、苦杏仁、川贝母、淡竹叶、芦根、滑石、甘草。

【功能主治】疏风解表，清热解毒，宣肺止咳。用于风热感冒，症见发热恶风，头痛，咳嗽，咽喉肿痛。

【辨证要点】鼻窦炎：鼻涕量多，混浊，鼻塞，嗅觉减退，头痛；或有发热恶寒，汗出，咳嗽，痰多；舌边尖红，舌苔薄白，脉浮数。

【剂型规格】散剂，每袋装 10g。

【用法用量】口服。一次 10g，一日 2~3 次。

【临床应用】主要用于鼻窦炎等。

【注意事项】①风寒外感者慎用；②孕妇慎用；③服药期间忌食辛辣、油腻食物。

鼻渊通窍颗粒

Biyuan Tongqiao Keli

《中华人民共和国药典》2015 年版一部

【药物组成】辛夷、炒苍耳子、麻黄、白芷、薄荷、藁本、黄芩、连翘、野菊花、天花粉、地黄、丹参、茯苓、甘草。

【功能主治】疏风清热，宣肺通窍。用于外邪犯肺所致的急鼻渊（急性鼻窦炎）。

【辨证要点】急性鼻窦炎：前额或颧骨部压痛，鼻塞时作，流涕黏白或黏黄，或头痛，或发热；舌红，苔薄黄或白，脉浮。

【剂型规格】颗粒剂，每袋装 15g。

【用法用量】开水冲服。一次 1 袋，一日 3 次。

【临床应用】主要用于急、慢性鼻窦炎。①联合莫西沙星治疗急性鼻窦炎 75 例，治愈 49 例，显效 23 例，无效 3 例，总有效率为 96.00%［现代药物与临床，2017，32（4）：657-660］；②辅助克拉霉素治疗小儿慢性鼻窦炎 50 例，痊愈 22 例，显效 16 例，有效 8 例，无效 4 例，总有效率为 92.00%［慢性病学杂志，2017，18（11）：1294-1295，1298］；③治疗慢性鼻窦炎55例，治愈32例，有效19例，无效4例，总有效率为92.73%［黑龙江中医药，2015，44（3）：22-23］。

【不良反应】偶见腹泻。

【注意事项】①脾虚腹胀者慎用；②运动员慎用。

鼻窦炎口服液

Bidouyan Koufuye

《中华人民共和国药典》2015年版一部

【药物组成】苍耳子、辛夷、白芷、薄荷、荆芥、竹叶、柴胡、川芎、栀子、黄芩、龙胆草、川木通、茯苓、黄芪、桔梗。

【功能主治】疏散风热，清热利湿，宣通鼻窍。用于风热犯肺、湿热内蕴所致的鼻塞不通、流黄稠涕；急、慢性鼻炎，鼻窦炎见上述症候者。

【辨证要点】①急性鼻炎：鼻塞较重，鼻流黏稠黄涕，擤出不爽，鼻黏膜红肿胀，鼻道有黄色脓涕积留，伴发热、头痛、微恶风、口渴、咳嗽、痰黄黏稠；舌尖红，苔薄黄，脉浮数。②慢性鼻炎：鼻塞时轻时重，或交替性鼻塞，遇冷则塞减，鼻气灼热，鼻涕色黄量少，嗅觉减退，鼻黏膜与鼻甲色红肿胀，鼻甲柔软，表面光滑，伴头昏不清，咳嗽痰黄，时有胸中烦热；舌尖红，苔薄黄，脉浮有力。③鼻窦炎：鼻塞，涕黄或白黏，量少；检查见鼻内黏膜红肿，中鼻道有稠涕，窦窍部位压痛；多有头痛、发热、畏寒、咳嗽等症；舌质红，苔薄黄，脉浮数。

【剂型规格】口服液，每支装10ml。

【用法用量】口服。一次10ml，一日3次，20日为1个疗程。

【临床应用】主要用于急、慢性鼻炎，肥厚性鼻炎，急、慢性鼻窦炎及慢性化脓性上颌窦炎等。①鼻窦炎口服液治疗变应性鼻炎60例，显效30例，有效20例，总有效率为83.33%［现代医药卫生, 2015, 24: 3791-3792]; ②鼻窦炎口服液超声雾化吸入治疗慢性鼻窦炎 75 例, 痊愈 56 例, 有效 10 例, 总有效率为 88.00%[中国医药指南, 2016(22): 199]。

【注意事项】①孕妇慎用; ②服药期间应戒烟酒, 忌辛辣, 以免生热助湿, 加重病情; ③不宜过量长期应用。

鼻渊舒口服液(胶囊)

Biyuanshu Koufuye(Jiaonang)

《中华人民共和国药典》2015 年版一部

【药物组成】辛夷、苍耳子、栀子、黄芩、柴胡、薄荷、川芎、细辛、白芷、茯苓、川木通、桔梗、黄芪。

【功能主治】疏风清热, 祛湿通窍。用于鼻炎、鼻窦炎属肺经风热及胆腑郁热证者。

【辨证要点】①急性鼻炎: 鼻塞较重, 鼻流黏稠黄涕, 擤出不爽, 鼻黏膜色红肿胀, 鼻道有黄色脓涕积留, 伴发热、头痛、微恶风、口渴、咳嗽、痰黄黏稠; 舌尖红, 苔薄黄, 脉浮数。②急、慢性鼻窦炎: 鼻涕黄浊黏稠如脓, 量多, 有臭味, 鼻塞, 嗅觉差, 鼻窍黏膜红肿, 头痛剧烈, 伴发热、口苦咽干、目眩、耳聋、耳鸣; 舌质红, 苔黄, 脉弦数。

【剂型规格】口服液, 每支装 10ml。胶囊剂, 每粒装 0.3g。

【用法用量】口服。口服液: 一次 10ml, 一日 2~3 次, 7 天为 1 个疗程。胶囊剂: 一次 3 粒, 一日 3 次, 7 天为 1 个疗程; 或遵医嘱。

【临床应用】主要用于鼻炎、鼻窦炎、慢性鼻窦炎、慢性上颌窦炎、慢性鼻旁窦炎、咽鼓管功能不良及分泌性中耳炎等疾病。①鼻渊舒口服液治疗鼻窦炎, 临床效果较好, 不仅可以缩短疗程, 还可以有效降低阿莫西林克拉维酸钾分散片的不良反应[中外医学研究, 2013, 11(22): 72-73]; ②鼻渊舒口服液治疗老年慢性鼻窦炎的疗效安全可靠,可显著降低鼻窦炎患者鼻黏膜组织中的嗜酸性粒细胞数量,未见不良反应发生[中国药业,2013, 22（24）: 92–93]。

【注意事项】①肺脾气虚或气滞血瘀者慎用;②孕妇慎用;③服药期间戒烟酒,忌辛辣食物;④本品含细辛、苍耳子,不宜过量、久用。

藿胆丸（片）

Huodan Wan（Pian）

《中华人民共和国药典》2015 年版一部

【药物组成】广藿香叶、猪胆粉。

【功能主治】芳香化浊,清热通窍。用于湿浊内蕴、胆经郁火所致的鼻塞、流清涕或浊涕、前额头痛。

【辨证要点】慢性鼻窦炎:鼻涕量多、混浊,色黄或黄绿,或有腥臭味,鼻塞,嗅觉减退,头痛剧烈,口苦咽干,目眩,耳鸣耳聋,寐少梦多,急躁易怒;舌红,苔黄腻,脉弦数。

【剂型规格】丸剂,每 10 丸重 0.24g。片剂,片芯重 0.2g。

【用法用量】口服。丸剂:一次 3~6g,一日 2 次。片剂:一次 3~5 片,一日 2~3 次,儿童酌减或饭后服用,遵医嘱。

【临床应用】主要用于慢性鼻窦炎、慢性鼻炎等。①治疗感冒性鼻炎 40 例,治愈 20 例,好转 16 例,无效 4 例,总有效率 90.0%,且临床症状的改善所需时间较短[中医临床研究,2018,10（2）: 124–125];②配合鼻腔冲洗治疗慢性鼻窦炎 68 例,治愈 58 例,好转 6 例,无效 4 例,总有效率为 94.12%[河南中医,2012, 32（5）: 603–604]。

【注意事项】①孕妇及脾虚便溏者慎用;②忌烟酒、辛辣、鱼腥食物。

第十节 鼻 出 血

鼻出血是指以鼻腔出血为主要表现的疾病,可发生于单侧,也可双侧同时发病。轻者仅为涕中带血,重者大出血,可引起失血性休克。鼻出血的发生除局部原因外,与全身性疾病的关系更为密切。本病属中医"鼻衄"的范畴。

治疗本病的中成药主要有万氏牛黄清心丸、龙胆泻肝丸（大蜜丸、水丸、颗粒、片、口服液）、归脾丸（合剂）、知柏地黄丸、桑菊感冒片（丸、合剂）、清火栀麦胶囊（片、丸）、清胃黄连丸（片）。

万氏牛黄清心丸

Wanshi Niuhuang Qingxin Wan

《中华人民共和国药典》2015 年版一部

【药物组成】牛黄、朱砂、黄连、栀子、郁金、黄芩。

【功能主治】清热解毒,镇惊安神。用于热入心包、热盛动风证,症见高热烦躁、神昏谵语及小儿高热惊厥。

【辨证要点】鼻出血:血色鲜红、量多,或伴有鼻内灼热感、面赤、心烦、失眠、口舌生疮、小便黄;舌尖红,苔黄,脉数。

【剂型规格】蜜丸,每丸重①1.5g;②3g。

【用法用量】口服。规格①一次 2 丸,规格②一次 1 丸,一日 2~3 次。

【临床应用】主要用于鼻出血等。

【注意事项】①本方清热解毒、镇静安神,用于热入心包、热盛动风证。虚风内动和外感热病表证未解者忌用。②本品含朱砂,不宜过量或长期服用,孕妇忌服。

龙胆泻肝丸（大蜜丸、水丸、颗粒、片、口服液）

Longdan Xiegan Wan（Damiwan、Shuiwan、

Keli、Pian、Koufuye）

《中华人民共和国药典》2015 年版一部

《中华人民共和国药典临床用药须知：

中药成方制剂卷》2015 年版

【**药物组成**】【**功能主治**】【**剂型规格**】【**用法用量**】【**注意事项**】参见第一章第一节睑缘炎中的龙胆泻肝丸（大蜜丸、水丸、颗粒、片、口服液）。

【**辨证要点**】①鼻出血：出血量多，血色鲜红，或伴有头痛眩晕，口苦咽干，面红目赤，烦躁易怒；舌质红，苔黄，脉弦数。②急性结膜炎：目赤肿痛，头痛，口苦，烦躁易怒，小便黄赤，大便秘结；舌红苔黄，脉弦数。③神经性耳聋：耳鸣如风雷声，耳聋时轻时重，每于郁怒之后加重，头痛，眩晕，心烦易怒；舌红苔黄，脉弦数。④化脓性中耳炎：耳内流脓，色黄而稠，耳内疼痛，听力减退；舌红苔黄，脉弦数。⑤外耳道疖肿：耳肿疼痛，口苦咽干，小便黄赤，大便秘结；舌红苔黄，脉弦数。

【**临床应用**】主要用于鼻出血、急性结膜炎、神经性耳聋、急性咽炎、化脓性中耳炎、外耳道疖肿、带状疱疹、多种眼病等。①龙胆泻肝汤加减剂治疗鼻出血 63 例，结果显示：可明显缩短出血时间，对鼻出血是一种有效的辅助治疗方法［内蒙古中医药，2011，30（14）：20］。②龙胆泻肝丸治疗肝经郁热型带状疱疹 50 例，随机分为对照组、试验组。对照组采用西药抗病毒、提高免疫力、止痛、营养神经治疗；试验组除采用西药抗病毒、提高免疫力、止痛、营养神经治疗外，加用中成药龙胆泻肝丸治疗。结果试验组的治愈时间比对照组的治愈时间短［内蒙古中医药，2014，33（30）：26-27］。③治疗多种眼病，如眼睑带状

疱疹（火毒炽盛型）、角膜溃疡（实热型）、急性虹膜睫状体炎、青光眼睫状体炎综合征，均取得显著疗效［陕西中医，2005，26（11）：1239］。

【不良反应】①文献报道龙胆泻肝丸有致慢性间质性肾炎16例［中国中医药科技，2009，16（4）：277］、急性肾衰竭［中国医药卫生，2005，6（21）：53］、慢性肾衰竭［新疆中医药，2003，21（2）：21］、肾损害［山东医药，2005，45（20）：73］、慢性肾损害31例［山东中医杂志，2002，21（12）：724］、尿毒症［医药与保健，2003，11（3）：48］、马兜铃酸肾病［药物不良反应杂志，2003，5（1）：42］、肾毒性［药物与临床，2002，17（6）：49］的不良反应。但值得注意的是本品所致的肾损害与其组方中的关木通有关，现已改用木通。②龙胆泻肝丸致多形红斑性药疹1例，患者双侧乳房下出现片状红斑、丘疹，伴瘙痒［中国药业，2015，24（02）：96］。

归脾丸（合剂）

Guipi Wan（Heji）

《中华人民共和国药典》2015年版一部

【药物组成】【功能主治】【剂型规格】【用法用量】【注意事项】参见第一章第十四节视网膜静脉周围炎中的归脾丸（合剂）。

【辨证要点】鼻出血：鼻血渗渗而出，血色淡红，血量多少不一；或伴有面色无华、少气懒言、神疲倦怠、纳差、便溏；舌质淡红，苔白，脉细弱。

【临床应用】主要用于鼻出血、小儿顽固性鼻出血等。治疗小儿顽固性鼻出血25例，痊愈20例，有效5例，总有效率100%［医学理论与实践，2014，27（22）：3026-3027］。

知柏地黄丸（浓缩丸）

Zhibo Dihuang Wan（Nongsuowan）

《中华人民共和国药典》2015 年版一部

【**药物组成**】【**功能主治**】【**剂型规格**】【**用法用量**】【**注意事项**】参见第一章第四节单纯疱疹病毒性角膜炎中的知柏地黄丸（浓缩丸）。

【**辨证要点**】①鼻出血：血色鲜红、量少，鼻出血呈间断性发作，常在夜间发病；伴有口干、头晕眼花、耳鸣、手足心热、颧红、腰膝酸软；舌红，少苔，脉细数。②神经性耳聋：耳鸣，眩晕，腰膝痿软。③慢性咽炎：咽干不适，灼热，隐痛，咽痒干咳，有异物感，腰膝痿软，五心烦热。

【**临床应用**】主要用于鼻出血、口腔溃疡、神经性耳聋、慢性咽炎等。

【**不良反应**】知柏地黄丸联合盐酸克林霉素治疗牙周炎48 例，研究组中一过性疼痛、一过性红肿分别有 3 例和 2 例，不良反应发生率为 10.42%［全科口腔医学电子杂志，2016，3（12）：14–15］。

桑菊感冒片（丸、合剂）

Sangju Ganmao Pian（Wan、Heji）

《中华人民共和国药典》2015 年版一部

【**药物组成**】【**功能主治**】【**剂型规格**】【**用法用量**】【**注意事项**】参见第二章第三节感音神经性耳鸣中的桑菊感冒片（丸、合剂）。

【**辨证要点**】鼻出血：鼻血点滴而出，血色鲜红；常伴有鼻腔干燥、灼热感，口干；舌边尖红，苔薄白，脉浮或浮数。

【临床应用】主要用于鼻出血等。

清胃黄连丸（片）

Qingwei Huanglian Wan（Pian）

《中华人民共和国药典》2015 年版一部

【药物组成】黄连、石膏、桔梗、甘草、知母、玄参、地黄、牡丹皮、天花粉、连翘、栀子、黄柏、黄芩、赤芍。

【功能主治】清胃泻火，解毒消肿。用于肺胃火盛所致的口舌生疮，齿龈、咽喉肿痛。

【辨证要点】①鼻出血：突然发作鼻出血，出血量多，血色鲜红；或伴有渴喜冷饮，口气臭秽，大便秘结，小便色黄；舌质红苔黄，脉洪数。②急性咽炎：咽腭弓黏膜充血发红水肿，咽干咽痛，便秘，尿黄；舌红苔黄，脉弦实数。③急性牙龈（周）炎：牙龈充血发红肿胀，可见渗血、出血，口热口臭，便秘，尿黄；舌苔黄，脉弦实数。④复发性口疮，急性口炎：口腔黏膜充血发红，水肿破溃，口热口干，口黏口臭，大便秘结，小便短赤；舌苔黄，脉弦实数。

【剂型规格】丸剂：大蜜丸，每丸 9g；水丸，每袋 9g。片剂：①糖衣片，片芯重 0.32g；②薄膜衣片，每片重 0.33g。

【用法用量】口服。大蜜丸一次 1~2 丸，一日 2 次；水丸一次 9g，一日 2 次。片剂：一次 8 片（规格①、②），一日 2 次。

【临床应用】主要用于鼻出血、急性咽炎、咽喉炎、扁桃体炎、口腔炎及急性牙龈（周）炎、鼻咽癌放疗中的口腔黏膜等病。防治鼻咽癌放疗中的口腔黏膜反应 31 例，开始放疗时就加服清胃黄连汤加减至放疗结束，出现Ⅰ、Ⅱ、Ⅲ和Ⅳ级口腔黏膜反应分别为 5、11、14 和 1 例，重度反应占 16.1%，远低于对照组（48.3%），且反应持续时间治疗组较对照组平均缩短 7 天［四川肿瘤防治，2007，20（1）：43］。

【注意事项】①孕妇慎用；②阴虚火旺者慎用；③不可过服或久服；④本品有玄参、赤芍，不宜与藜芦同用；⑤本品含有天花粉，不宜与川乌、草乌、附子配伍使用；⑥本品含有甘草，不宜与海藻、大戟、甘遂、芫花同用；⑦本品主含石膏，不宜与强心苷类、四环素、多西环素、米诺环素、盐酸小檗碱、异烟肼、左旋多巴、泼尼松龙同用。

清火栀麦胶囊（片、丸）

Qinghuo Zhimai Jiaonang（Pian、Wan）

《中华人民共和国药典》2015 年版一部

【药物组成】穿心莲、栀子、麦冬。

【功能主治】清热解毒，凉血消肿。用于肺胃热盛所致的咽喉肿痛、发热、牙痛、目赤。

【辨证要点】①鼻出血：突然发作鼻出血，出血量多，血色鲜红；或伴有渴喜冷饮，口气臭秽，大便秘结，小便色黄；舌质红苔黄，脉洪数。②咽炎、扁桃体炎、牙周炎、牙龈炎、结膜炎等见上述症状者。

【剂型规格】胶囊剂，每粒装 0.25g。片剂：每片重①0.27g；②0.31g；③0.34g；④0.4g；⑤0.42g。丸剂：每瓶装 0.8g。

【用法用量】口服。胶囊：一次 2 粒，一日 2 次。片剂：一次 2 片，一日 2 次。丸剂：一次 0.8g，一日 2 次。

【临床应用】主要用于鼻出血、咽炎、扁桃体炎、牙周炎、牙龈炎及结膜炎、胃热口臭等。治疗胃热口臭 60 例，口服清火栀麦片，同时服用清胃散，经治疗 3~7 日，全部病例症状消失，有效率为 100.00%［中成药，2001，23（4）：305］。

【不良反应】①胃肠道反应：有文献报道，清火栀麦片治疗慢性咽炎时有 2 例出现腹泻，一天 2~3 次，症状为黄色稀便，腹软、无压痛、反跳痛、肌紧张，肠鸣音稍活跃，大便多次镜检均阴性,经参苓健脾胃颗粒和谷参肠安胶囊治疗后腹泻停止,但继续服用清火栀麦片又出现腹泻[药物流行病学杂志,2006,15(6):323]。②过敏反应:1例患者用清火栀麦片治疗牙周肿痛时出现药疹,症状为下口唇出现群集性小水疱、局部水肿、疼痛明显,并伴有低热、头痛,继续服药后自感口唇胀痛明显、有圆形的暗紫红色斑疹、黏膜皱褶处出现糜烂,并伴有白色分泌物。停药后进行物理治疗,症状明显好转,但继续服用清火栀麦片又出现药疹[药物流行病学杂志,2005,14(2):112]。

【注意事项】①孕妇禁用。②无实火热痰或体弱便溏者禁用。③风寒咳嗽和干咳无痰者不宜服用。风寒咳嗽表现为咳嗽声重,且咽喉痒,痰稀薄色白,伴有鼻塞、流清涕、舌苔薄白等症状。④本品主含穿心莲,不宜与乙酰螺旋霉素、红霉素、庆大霉素同用。

第十一节 急 性 咽 炎

急性咽炎是指咽部黏膜、黏膜下组织的急性非特异性炎症,以发病急骤、咽痛、咽黏膜肿胀为特征。常发生于秋冬及冬夏之交。本病属中医“急喉痹”“风寒喉痹”“风热喉痹”的范畴。

治疗本病的中成药主要有复方瓜子金颗粒、荆防颗粒(合剂)、黄氏响声丸、冰硼散、六神丸、清咽滴丸、甘桔冰梅片、梅花点舌丸、清咽润喉丸、退热清咽颗粒、珠黄散。

六神丸

Liushen Wan

《中华人民共和国药典临床用药须知:
中药成方制剂卷》2015年版

【药物组成】人工麝香、雄黄、人工牛黄、珍珠、冰片、蟾酥。

【功能主治】清热解毒,消肿利咽,化腐止痛。用于烂喉丹瘀,咽喉肿痛,喉风喉痈,单双乳蛾,小儿热疖,痈疡疔疮,乳痈发背,无名肿毒。

【辨证要点】①急性咽炎:咽部红肿,咽痛较剧,吞咽困难,伴发热、口渴、心烦、尿赤、便秘;舌红苔黄,脉数有力;②急性会厌炎:咽喉红肿疼痛,连及项颊,或痰涎壅盛,语声难出,吞咽、呼吸困难;③急性扁桃体炎:咽核红肿胀大,咽部疼痛剧烈,痛连耳根及颌下,吞咽时疼痛加重,有堵塞感,发热、口渴、口臭、便秘、尿赤;舌红苔黄,脉洪数;④扁桃体炎周围脓肿:咽痛剧烈,多偏向一侧,吞咽时疼痛难忍,语言含糊,口涎外溢,张口受限,痈肿鲜红高突,触之较硬,伴高热不退、口臭、口渴、便秘、尿赤;舌红苔黄,脉数。

【剂型规格】丸剂,每 1000 粒重 3.125g。

【用法用量】口服。一日 3 次,温开水吞服;1 岁每次服 1 粒,2 岁每次服 2 粒,3 岁每次服 3~4 粒,4~8 岁每次服 5~6 粒,9~10 岁每次服 8~9 粒,成年每次服 10 粒。另可外敷在皮肤红肿处,取丸十数粒,用冷开水或米醋少许,盛食匙中化散,敷搽四周,每日数次常保潮润,直至肿退为止。如红肿已将出脓或已穿烂,切勿再敷。

【临床应用】主要用于咽喉炎、扁桃体炎等咽喉部疾病。治疗急性咽炎(风热证)159 例,临床痊愈 40 例,显效 53 例,有效 57 例,无效 9 例,总有效率为 94.34%〔中国医药科学,2015,5(3):83–85,93〕。

【注意事项】①孕妇禁用;②运动员慎服。

甘桔冰梅片

Ganjie Bingmei Pian

《中华人民共和国药典》2015 年版一部

【药物组成】桔梗、薄荷、射干、蝉蜕、乌梅(去核)、冰片、甘草、青果。

【功能主治】清热开音。用于风热犯肺引起的失音声哑；风热犯肺引起的急性咽炎出现的咽痛、咽干灼热、咽黏膜充血等。

【辨证要点】急性咽炎：咽痛，咽干灼热，发热，头痛，咳嗽痰黄，咽黏膜色鲜红而肿；舌边尖红，苔薄白，脉浮数。

【剂型规格】糖衣片，片芯重 0.2g。

【用法用量】口服。一次 2 片，一日 3~4 次。

【临床应用】主要用于急性咽炎及声带小结等。①治疗风热犯肺型急性咽炎 119 例，痊愈 16 例，显效 46 例，有效 42 例，无效 15 例，总有效率为 87.4%［中医杂志，2017，58（1）：38-41］；②治疗声带小结 48 例，治愈 27 例，好转 15 例，无效 6 例，总有效率为 87.50%［中国医药指南，2016，14（11）：22-23］。

【注意事项】①忌烟酒、辛辣、鱼腥食物；②孕妇慎用；③不宜在服药期间同时服用温补性中药。

冰硼散

Bingpeng San

《中华人民共和国药典》2015 年版一部

【药物组成】冰片、硼砂（煅）、朱砂、玄明粉。

【功能主治】清热解毒，消肿止痛。用于热毒蕴结所致的咽喉疼痛、牙龈肿痛、口舌生疮。

【辨证要点】①急性咽炎：咽痛，吞咽不利，口干喜饮，发热，咽部红肿，大便秘结，小便黄；舌红苔黄，脉数；②牙周炎：牙龈红肿疼痛，出血溢脓，烦渴多饮，口臭，大便秘结；舌红苔黄，脉数；③口腔炎：口腔溃烂，舌根、舌下溃点，或溃面，色黄，周边红肿灼痛，进食痛甚，心烦，失眠，便秘；舌红苔黄，脉数。

【剂型规格】散剂，每瓶装 0.6g。

【用法用量】吹敷患处,每次少量,一日数次。

【临床应用】主要用于急性咽炎、牙周炎、口腔炎等。

荆防颗粒(合剂)

Jingfang Keli(Heji)

《中华人民共和国药典临床用药须知:
中药成方制剂卷》2015 年版

【药物组成】【功能主治】【剂型规格】【用法用量】【注意事项】参见第二章第一节分泌性中耳炎中的荆防颗粒(合剂)。

【辨证要点】急性咽炎:咽痛,口不渴,恶寒,头痛,咳嗽痰稀;咽黏膜淡红而肿;舌质淡红,苔薄白,脉浮紧。

【临床应用】主要用于急性咽炎等。

复方瓜子金颗粒

Fufang Guazijin Keli

《中华人民共和国药典》2015 年版一部

【药物组成】瓜子金、白花蛇舌草、大青叶、紫花地丁、野菊花、海金沙。

【功能主治】清热利咽,散结止痛,祛痰止咳。用于风热袭肺或痰热壅肺所致的咽部红肿、咽痛、发热、咳嗽;急性咽炎、慢性咽炎急性发作及上呼吸道感染见上述症候者。

【辨证要点】急性咽炎、慢性咽炎急性发作及上呼吸道感染:咽部红肿,咽痛,发热,音哑,口渴,咳嗽,痰少而黏;舌红,苔薄黄或黄腻,脉浮数或滑数。

【剂型规格】颗粒剂:①每袋装 10g(相当于饮片 14g);②每袋装 20g(相当于饮片 28g);③每袋装 7g(相当于饮片

14g)；④每袋装 5g（无蔗糖，相当于饮片 28g）。

【用法用量】颗粒剂：开水冲服，规格①、②一次 20g，规格③一次 14g，规格④一次 5g，一日 3 次；儿童酌减。

【临床应用】主要用于急、慢性咽炎，急性支气管炎，小儿乳蛾及急性扁桃体炎等病。治疗小儿急性咽炎 102 例，治愈 85 例，有效 13 例，总有效率 96.08%［实用中西医结合临床，2012，12（01）：44，56］。

【注意事项】①孕妇慎用；②本品为治疗风热袭肺或痰热蕴肺所致急喉痹的常用中成药，若虚火喉痹者慎用，表现为咽痛咽干、自觉有异物感，伴有五心烦热、舌红、苔黄等；③本品苦寒，易伤胃气，老人、儿童及素体脾胃虚弱表现为大便稀溏，色淡无臭味，夹有不消化食物残渣，食后易泻，吃多后见腹胀、大便多，平素食欲缺乏，面色萎黄，神疲倦怠，形体瘦弱者慎服；④服药期间忌辛辣、油腻、鱼腥食物，戒烟酒。

退热清咽颗粒

Tuire Qingyan Keli

《国家医保药品手册》（2017 年版）

【药物组成】虎杖、板蓝根、黄芩、连翘、北寒水石、羚羊角。

【功能主治】清解表里，利咽消肿。用于肺胃热盛所致的急性上呼吸道感染。

【辨证要点】急性上呼吸道感染症见发热、头痛、面赤、咳嗽、咽痛、咯痰、口渴、便秘、尿黄。

【剂型规格】颗粒剂，每袋装 5g。

【用法用量】口服。一次 5g，一日 3 次，饭后温开水送服。

【临床应用】主要用于急性上呼吸道感染、急性咽炎等。

珠黄散

Zhuhuang San

《中华人民共和国药典》2015 年版一部

【药物组成】人工牛黄、珍珠。

【功能主治】清热解毒，祛腐生肌。用于热毒内蕴所致的咽痛、咽部红肿、糜烂、口腔溃疡久不收敛。

【辨证要点】①急性咽炎：咽部红肿疼痛，声音嘶哑，口干口渴；②口腔溃疡：口舌溃疡，局部疼痛、烧灼感，口干口臭。

【剂型规格】散剂，每瓶装 1.5g。

【用法用量】取药少许吹患处，一日 2~3 次。

【临床应用】主要用于急性咽炎等。

【注意事项】忌食辛辣、油腻、厚味食物。

黄氏响声丸

Huangshi Xiangsheng Wan

《中华人民共和国药典》2015 年版一部

【药物组成】桔梗、薄荷、薄荷脑、蝉蜕、诃子肉、胖大海、浙贝母、儿茶、川芎、酒大黄、连翘、甘草。

【功能主治】疏风清热，化痰散结，利咽开音。用于风热外束、痰热内盛所致的急、慢性喉瘖，证见声嘶、咽喉肿痛、咽干灼热、咽中有痰，或寒热头痛，或便秘尿赤；急、慢性喉炎及声带小结、声带息肉初起见上述症候者。

【辨证要点】急、慢性喉炎及声带小结、声带息肉初起：声嘶，咽喉肿痛，咽干灼热，咽中有痰，或寒热，头痛，或便秘，尿赤；舌红苔黄，脉数。

【剂型规格】丸剂：①炭衣丸，每丸重0.1g；②炭衣丸，每丸重0.133g；③糖衣丸，每瓶装400丸。

【用法用量】口服。炭衣丸一次8丸（每丸重0.1g）或6丸（每丸重0.133g），糖衣丸一次20丸，一日3次，饭后服用；儿童减半。

【临床应用】主要用于各型急、慢性咽喉炎，声带小结及声带息肉等。①盐酸氨溴索片合黄氏响声丸治疗慢性咽炎46例，随机分为2组，治疗组予以盐酸氨溴索片和黄氏响声丸联合用药，观察组单用黄氏响声丸治疗。结果治疗组的总有效率为91%，观察组的总有效率为70%［基层医学论坛，2014，18（08）：1004-1005］。②黄氏响声丸合知柏地黄丸治疗慢性咽炎23例，治愈8例，显效9例，好转4例，总有效率91.30%［现代中西医结合杂志，2008，17（15）：126-127］。

【不良反应】①有文献报道黄氏响声丸引起急性喉水肿1例［四川中医，1993，14（07）：404］；②个别患者在服药4~7天内出现一过性肠鸣和脐周隐痛，或一过性排稀便［实用医技，2000，7（01）：23］。

【注意事项】①孕妇慎用。②本品治疗风热外束、痰热内盛所致的急、慢喉痹，阴虚火旺者慎用；胃寒便溏者以及声嘶、咽痛兼见恶寒发热、鼻流清涕等外感风寒者慎用；咽喉炎等重症者和心功能不全者慎用。③服药期间忌食辛辣、鱼腥食物。④不宜在服药期间同时服用温补性中成药。⑤本品含浙贝母，不宜与川乌、草乌、附子同用。⑥含甘草，不宜与海藻、大戟、甘遂、芫花同用。

梅花点舌丸

Meihua Dianshe Wan

《中华人民共和国药典》2015年版一部

【药物组成】牛黄、珍珠、人工麝香、蟾酥（制）、熊胆粉、雄黄、朱砂、硼砂、葶苈子、乳香（制）、没药（制）、血竭、沉香、冰片。

【功能主治】清热解毒，消肿止痛。用于火毒内盛所致的疔疮痈肿初起、咽喉牙龈肿痛、口舌生疮。

【辨证要点】①急性咽炎：咽痛，吞咽不利，口干喜饮，发热，咽部红肿，大便秘结，小便黄；舌红苔黄，脉数；②牙周炎：牙龈红肿疼痛，出血溢脓，烦渴多饮，口臭，大便秘结；舌红苔黄，脉数；③口腔炎：口腔溃烂，舌根、舌下溃点，或溃面，色黄，周边红肿灼痛，进食痛甚，心烦，失眠，便秘；舌红苔黄，脉数。

【剂型规格】丸剂，每 10 丸重 1g。

【用法用量】口服，一次 3 丸，一日 1~2 次。外用，用醋化开，敷于患处。

【临床应用】主要用于急性咽炎、牙周炎、口腔炎等。

【注意事项】孕妇忌服。

清咽滴丸

Qingyan Diwan

《国家医保药品手册》（2017 年版）

【药物组成】薄荷脑、青黛、冰片、诃子、甘草、人工牛黄。

【功能主治】疏风清热，解毒利咽。用于风热上攻所致的喉痹。

【辨证要点】急性咽炎：咽干咽痛，口渴，或微恶风、发热，咽部红肿。

【剂型规格】滴丸剂，每丸重 20mg。

【用法用量】含服。一次 4~6 粒，一日 3 次。

【临床应用】主要用于急性咽炎。治疗急性咽炎 64 例，痊愈 35 例，显效 9 例，有效 11 例，无效 9 例，总有效率为 85.94%［中国中西医结合耳鼻咽喉科杂志，2006（5）: 323–324］。

【注意事项】①孕妇慎用；②忌食辛辣、鱼腥食物；③不宜在服药期间同时服用温补性中药。

清咽润喉丸
Qingyan Runhou Wan
《中华人民共和国药典》2015 年版一部

【药物组成】射干、山豆根、桔梗、炒僵蚕、栀子（姜炙）、牡丹皮、青果、金果榄、麦冬、玄参、知母、地黄、白芍、浙贝母、甘草、冰片、水牛角浓缩粉。

【功能主治】清热利咽，消肿止痛。用于风热外袭、肺胃热盛所致的胸膈不利、口渴心烦、咳嗽痰多、咽部红肿、咽痛、失音声哑。

【辨证要点】急性咽炎：咽痛较剧，口渴多饮，吞咽困难，咳嗽痰黄，便秘尿赤，咽黏膜红肿，咽后壁淋巴滤泡肿胀，或颌下淋巴结肿大；舌红，苔黄，脉洪数。

【剂型规格】丸剂：水蜜丸每 100 粒重 10g，大蜜丸每丸重 3g。

【用法用量】温开水送服或含化。水蜜丸一次 4.5g，大蜜丸一次 2 丸，一日 2 次。

【临床应用】主要用于急性咽炎等。

【注意事项】①孕妇及儿童慎用；②忌食辛辣、油腻、厚味食物。

第十二节　慢性咽炎

慢性咽炎是指咽部黏膜、黏膜下及淋巴组织的弥漫性炎症，常为呼吸道慢性炎症的一部分，以长期咽部不适、咽黏膜肥厚或萎缩为主要特征。多发生于成年人，病程较长，症状顽固，常反复发作，不易治愈。本病属中医"慢喉痹""虚火喉痹""阳虚喉痹"的范畴。

　　治疗本病的中成药主要有百合固金口服液（丸、浓缩丸、片、颗粒）、血府逐瘀丸（胶囊、口服液）、附子理中丸、补中益气丸（口服液、合剂、颗粒）、玄麦甘桔颗粒（胶囊）、清喉咽颗粒。

玄麦甘桔颗粒（胶囊）

Xuanmai Ganjie Keli（Jiaonang）

《中华人民共和国药典》2015年版一部

　　【药物组成】玄参、麦冬、甘草、桔梗。

　　【功能主治】清热滋阴，祛痰利咽。用于阴虚火旺，虚火上浮，口鼻干燥，咽喉肿痛。

　　【辨证要点】①慢性咽炎：咽部红肿，干燥灼热，痒痛不适，咽内异物感，口鼻干燥，干咳少痰；舌红少津，脉细数；②慢性扁桃体炎：喉核红肿，咽喉干燥，微痒微痛，干咳少痰，鼻干少津；舌红而干，脉细数。

　　【剂型规格】颗粒剂：①每袋装10g；②每袋装6g（低蔗糖）；③每袋装5g（无蔗糖）。胶囊剂：每粒装0.35g。

　　【用法用量】颗粒剂：开水冲服，一次1袋，一日3~4次。胶囊剂：一次3~4粒，一日3次。

　　【临床应用】主要用于阴虚火旺型慢性咽炎、扁桃体炎、喉炎等。治疗慢性咽炎50例，显效29例，好转15例，无效6例，总有效率为88.0%［中国乡村医药，2001（12）：33］。

　　【注意事项】忌辛辣、鱼腥食物。

百合固金口服液（丸、浓缩丸、片、颗粒）

Baihe Gujin Koufuye（Wan、Nongsuowan、Pian、Keli）

《中华人民共和国药典》2015 年版一部

【药物组成】【功能主治】【剂型规格】【用法用量】【注意事项】参见第二章第七节萎缩性鼻炎中的百合固金口服液（丸、浓缩丸、片、颗粒）。

【辨证要点】①慢性咽炎：咽干少饮，隐隐作痛，午后较重，或咽部哽哽不利，干咳痰少而稠；或有手足心热，午后颧红，失眠多梦，耳鸣眼花；舌红苔薄，脉细数。②慢性支气管炎：干咳少痰，痰中带血，咳声嘶哑，午后潮热，口燥咽干；舌红少苔，脉细数。

【临床应用】主要用于慢性咽炎等。百合固金汤加减治疗慢性咽炎 42 例，治愈 28 例，显效 12 例，总有效率 95.2%［光明中医，2008，23（11）: 1710–1711］。

血府逐瘀丸（胶囊、口服液）

Xuefu Zhuyu Wan（Jiaonang、Koufuye）

《中华人民共和国药典》2015 年版一部

【药物组成】【功能主治】【剂型规格】【用法用量】【注意事项】参见第一章第十节葡萄膜炎中血府逐瘀丸（胶囊、口服液）。

【辨证要点】慢性咽炎：咽部异物感，痰黏着感，掀热感，或咽微痛，痰黏难咳，咽干不欲饮，易恶心呕吐，胸闷不适；舌质暗红，或有瘀斑瘀点，苔白或微黄，脉弦滑。

【临床应用】主要用于慢性咽炎等。血府逐瘀胶囊治疗慢

性咽炎82例,治愈61例,显效14例,有效7例,治愈率74.39%
[中国当代医药,2009,16(15):108-109]。

【不良反应】①有报道称服用药物后导致胃部不适[中西
医结合学报,2009,7(08):729-735];②静脉滴注脑苷肌肽
注射液治疗的基础上口服血府逐瘀胶囊,发生厌食3例、恶心
3例、呕吐3例、腹泻2例、失眠1例[现代药物与临床,2016,
31(10):1591-1594]。

补中益气丸(口服液、合剂、颗粒)

Buzhong Yiqi Wan(Koufuye、Heji、Keli)

《中华人民共和国药典》2015年版一部

【药物组成】【功能主治】【剂型规格】【用法用量】【注意事
项】参见第一章第七节老年性白内障中的补中益气丸(口服
液、合剂、颗粒)。

【辨证要点】慢性咽炎:咽喉不舒,微干、微痒、微痛;口干
不欲饮,或喜热饮,或恶心,呃逆反酸,倦怠乏力,少气懒言,
或腹胀,胃纳欠佳,大便不调;舌质淡红,边有齿印,苔薄白脉
细弱。

【临床应用】主要用于慢性咽炎等。王维昌教授运用补中
益气汤治疗慢性咽炎经验,述脾失健运,宗气虚弱,咽失濡养是
其发病的重要机制,故应用补中益气汤健脾气,益宗气,固卫
气,兼以甘温之法清解虚热,是治愈该病的根本治法,并举验案
1例[中医药信息,2015,32(05):84-85]。

【不良反应】①用药期间腹泻、食欲缺乏1例,偶见困倦
1例,均能耐受,疗程结束后症状迅速消失[中国医药指南,
2013,11(36):189-190];②有报道口服本品引起药疹[中国中
药杂志,2002,27(2):157]。

附子理中丸

Fuzi Lizhong Wan

《中华人民共和国药典》2015 年版一部

【**药物组成**】【**功能主治**】【**剂型规格**】【**用法用量**】【**注意事项**】参见第一章第十四节视网膜静脉周围炎中的附子理中丸。

【**辨证要点**】慢性咽炎：咽部异物感，哽哽不利，痰涎稀白，病程日久；咽黏膜色淡；或有面白，形寒肢冷，腰膝冷痛，腹胀，食少，大便清稀；舌质淡胖，苔白，脉沉细。

【**临床应用**】主要用于慢性咽炎等。

【**不良反应**】有文献报道附子理中丸中毒致心律失常 1 例〔临床荟萃，2010，25（23）：2082〕。

清喉咽颗粒

Qinghouyan Keli

《中华人民共和国药典临床用药须知：
中药成方制剂卷》2015 年版

【**药物组成**】地黄、麦冬、玄参、连翘、黄芩。

【**功能主治**】养阴清肺，利咽解毒。用于阴虚燥热、火毒内蕴所致的咽部肿痛、咽干少津、咽部白腐有苔膜、喉核肿大；局限性的咽白喉、轻度中毒型白喉、急性扁桃体炎、咽峡炎见上述症候者。

【**辨证要点**】①慢性咽炎：咽部红肿，干燥灼热，痒痛不适；舌红少津，脉细数；②急性咽炎：咽痛较剧，吞咽困难，发热，口渴喜饮，口臭，大便燥结，小便黄；舌红苔黄，脉数；③局限性咽白喉、轻度中毒性白喉：咽部红肿、咽痛，咽部白腐有苔膜，喉核肿大；④急性扁桃体炎：喉核红肿，咽痛剧烈，吞咽困难，咽干口渴。

【剂型规格】颗粒剂，每袋装 18g。

【用法用量】开水冲服，第一次服 36g，以后每次服 18g，一日4 次。

【临床应用】主要用于急慢性咽炎、局限性的咽白喉、轻度中毒型白喉、急性扁桃体炎等。配合针刺治疗慢性咽炎 58 例，治愈 32 例，显效 18 例，好转 8 例，总有效率为 100%［上海针灸杂志，2010，29（10）：657］。

【注意事项】①孕妇慎用；②不宜在服药期间同时服用温补性中药；③忌烟酒、辛辣、鱼腥食物。

第十三节　急性扁桃体炎

急性扁桃体炎是指腭扁桃体的急性非特异性炎症，常伴有不同程度的咽黏膜和淋巴组织炎症，以起病急骤，咽痛，腭扁桃体红肿，表面或有黄白色脓点为主要特征。多见于儿童和青年，春、秋季节气温变化时容易发病。本病属中医"急乳蛾""风热乳蛾"的范畴。

治疗本病的中成药主要有黄连上清片（丸、胶囊、颗粒）、银黄片（含片、胶囊、软胶囊、颗粒、口服液）、北豆根胶囊、小儿咽扁颗粒、金喉健喷雾剂。

小儿咽扁颗粒
Xiao'er Yanbian Keli
《中华人民共和国药典》2015 年版一部

【药物组成】金银花、射干、金果榄、桔梗、玄参、麦冬、人工牛黄、冰片。

【功能主治】清热利咽,解毒止痛。用于小儿肺卫热盛所致的喉痹、乳蛾,症见咽喉肿痛、咳嗽痰盛、口舌糜烂;急性咽炎、急性扁桃腺炎见上述症候者。

【辨证要点】①急性扁桃腺炎:咽痛逐渐加剧,灼热,吞咽时疼痛加重,扁桃体红肿,发热,微恶风,头痛,咳嗽;舌边尖红,苔薄白,脉浮数;②急性咽炎:咽痛,咽干灼热,发热,头痛,咳嗽痰黄,咽黏膜红肿;舌边尖红,苔薄白,脉浮数。

【剂型规格】颗粒剂:①每袋装 8g;②每袋装 4g(无蔗糖)。

【用法用量】开水冲服。1~2 岁一次 4g 或 2g(无蔗糖),一日 2 次;3~5 岁一次 4g 或 2g(无蔗糖),一日 3 次;6~14 岁一次 8g 或 4g(无蔗糖),一日 2~3 次。

【临床应用】主要用于急性扁桃体炎、急慢性咽炎等。①联合头孢克洛咀嚼片治疗儿童急性扁桃体炎 40 例,有效 30 例,好转 8 例,无效 2 例,总有效率为 95.0%[临床合理用药杂志,2017,10(10):88–89];②佐治疱疹性咽峡炎 36 例,显效 17 例,有效 15 例,无效 4 例,总有效率为 89%[现代中西医结合杂志,2011,20(23):2933–2934]。

【注意事项】①忌食辛辣、生冷、油腻食物;②脾虚易腹泻者慎服。

北豆根胶囊

Beidougen Jiaonang

《中华人民共和国药典》2015 年版一部

【药物组成】北豆根提取物 120g(相当于总生物碱 30g)。

【功能主治】清热解毒,止咳,祛痰。用于咽喉肿痛,扁桃体炎,慢性支气管炎。

【辨证要点】①急性咽炎:咽部红肿,疼痛较剧,发热较高,口干,大便秘结,小便黄;舌赤,苔黄,脉洪数;②急性扁桃体炎:

咽喉疼痛剧烈,咽痛连及耳根和颌下,吞咽困难,喉核红肿较甚,表面有黄白色脓点,或连成假膜,高热,渴饮,口臭;舌质红赤,苔黄厚,脉洪大而数。

【剂型规格】胶囊剂,每粒含总生物碱 30g。

【用法用量】口服。一次 2 粒,一日 3 次。

【临床应用】主要用于急性咽炎、急性扁桃体炎等。

【注意事项】①忌辛辣、鱼腥食物;②脾胃虚寒者慎用;③不宜在服药期间同时服用温补性中药。

金喉健喷雾剂

Jinhoujian Penwuji

《国家医保药品手册》(2017 年版)

【药物组成】艾纳香油、大果木姜子油、薄荷脑。

【功能主治】祛风解毒,消肿止痛,清咽利喉。用于风热所致的咽痛、咽干、咽喉红肿、牙龈肿痛、口腔溃疡。

【辨证要点】①急性扁桃体炎:咽痛逐渐加剧,灼热,吞咽时疼痛加重,扁桃体红肿,发热,微恶风,头痛,咳嗽;舌边尖红,苔薄白,脉浮数;②慢性咽炎:咽部红肿,痒痛不适,干燥灼热;舌红少津,脉浮数。

【剂型规格】喷雾剂,每瓶装:①10ml;②20ml。

【用法用量】喷患处,每次适量,一日数次。

【临床应用】主要用于急性扁桃体炎、慢性咽炎等。①治疗急性扁桃体炎 30 例,痊愈 26 例,好转 4 例,无效 0 例,治愈率为 86.67%[云南中医中药杂志,2012,33(4):22–23];②治疗慢性咽炎 100 例,治愈 48 例,有效 44 例,无效 8 例,总有效率为 92.0%[河北医药,2010,32(21):3062]。

【注意事项】①使用时应避免接触眼睛;②孕妇慎用;③忌辛辣、鱼腥食物;④不宜在服药期间同时服用温补性中药。

黄连上清片（丸、胶囊、颗粒）

Huanglian Shangqing Pian（Wan、Jiaonang、Keli）

《中华人民共和国药典》2015年版一部

【**药物组成**】黄连、黄芩、黄柏（酒炒）、石膏、栀子（姜制）、酒大黄、连翘、菊花、荆芥穗、白芷、炒蔓荆子、川芎、防风、薄荷、旋覆花、桔梗、甘草。

【**功能主治**】散风清热，泻火止痛。用于风热上攻、肺胃热盛所致的头晕目眩、暴发火眼、牙齿疼痛、口舌生疮、咽喉肿痛、耳痛耳鸣、大便秘结、小便短赤。

【**辨证要点**】①急性扁桃体炎：咽痛剧烈，连及耳根，吞咽困难；扁桃体红肿，有黄白色脓点，甚者腐脓成片；咽峡红肿，颌下有淋巴结肿大、压痛；身热，口渴，咳嗽，痰黄稠，口臭，腹胀，大便秘结，小便色黄；舌质红，苔黄，脉数。②急性化脓性中耳炎：耳痛显著，眩晕流脓，重听耳鸣，头痛，发热，鼻塞流涕；舌红苔薄黄，脉浮数。③急性口炎、复发性口疮：口腔黏膜充血发红，水肿破溃，渗出疼痛，口热口臭，身痛，口干口渴，便干，尿黄；舌红苔黄，脉浮滑数。④急性牙龈（周）炎：牙龈红肿，出血渗出疼痛，口干口渴，口臭口黏，便秘，尿黄；舌苔黄，脉浮弦数。⑤急性智齿冠周炎：冠周牙龈充血肿胀，渗出化脓，疼痛剧烈，口热口臭，口渴口干，张口可受限，便秘，尿黄；舌苔黄厚，脉弦实数。⑥急性咽炎：咽喉红肿疼痛，头痛，身热，尿黄，便干；舌苔黄，脉弦数。⑦急性结膜炎：眼内刺痒交作，羞明流泪，眵多，白睛红赤，头痛，身热，口渴，尿赤；舌苔黄，脉浮数。

【**剂型规格**】片剂：薄膜衣片，每片重0.31g；糖衣片，片芯重0.3g。丸剂：水丸，每袋装6g；水蜜丸，每40丸重3g；小蜜丸，每100丸重20g；大蜜丸，每丸重6g。胶囊剂：每粒装0.4g。颗粒剂：每袋装2g。

【用法用量】口服。片剂：一次 6 片，一日 2 次。水丸或水蜜丸一次 3~6g，小蜜丸一次 6~12g（30~60 丸），大蜜丸一次 1~2 丸，一日 2 次。胶囊剂：一次 2 粒，一日 2 次。颗粒剂：一次 1 袋，一日 2 次。

【临床应用】主要用于急性扁桃体炎、急性化脓性中耳炎、急性咽喉炎、急性结膜炎、急性中耳炎（无化脓者）、急性口炎、复发性口疮、急性牙龈（周）炎、急性智齿冠周炎、血管神经性头痛及牙痛等。黄连上清丸联合金施尔康治疗复发性口腔溃疡 72 例，将患者随机分成两组各 36 例。对照组给予金施尔康，1 粒/次，1 次/d，连服 7 天；同时外用黏膜溃疡散，4 次/d，连用 5 天。治疗组在对照组的基础上加用黄连上清丸，6g/次，2 次/d，连用 3 天。1 周后观察两组的溃疡愈合情况。结果治疗组和对照组的总有效率分别为 86.11%（31/36）和 72.22%（26/36）［天津药学，2015，27（05）：54］。

【注意事项】①孕妇慎用。②脾胃虚寒者禁用，表现为纳呆腹胀、脘腹痛而喜温喜按、口淡不渴、四肢不温、大便稀溏，或四肢浮肿、畏寒喜暖；舌淡胖嫩；舌苔白润。阴虚火旺者或大便溏软者慎用，阴虚火旺表现为午后潮热，或夜间发热，手足心发热，或骨蒸潮热，心烦，少寐，多梦，口干咽燥，大便干结。③忌烟、酒及辛辣食物；不宜同时服用滋补性中药。④本品主含黄连、黄柏、栀子等，不宜与酶制剂、金属盐类、碳酸氢钠、碘及碘化物类、士的宁、阿托品、麻黄碱同用。⑤本品含甘草，不宜与含海藻、大戟、甘遂、芫花的药物配伍。

银黄片（含片、胶囊、软胶囊、颗粒、口服液）

Yinhuang Pian（Hanpian、Jiaonang、Ruanjiaonang、Keli、Koufuye）

《中华人民共和国卫生部药品标准中药成方制剂第六册》

【药物组成】金银花提取物、黄芩提取物。

【功能主治】清热疏风,利咽解毒。用于外感风热、肺胃热盛所致的咽干、咽痛、喉核肿大、口渴、发热;急、慢性扁桃体炎,急、慢性咽炎,上呼吸道感染见上述症候者。

【辨证要点】①急、慢性扁桃体炎:咽喉疼痛剧烈,咽痛连及耳根及颌下,吞咽困难,喉核红肿较甚,表面有黄白色脓点,或连成假膜,高热,渴饮,口臭;舌质红赤,苔黄厚,脉洪大而数。②急、慢性喉炎:咽部红肿,疼痛较剧,发热较高,口干,大便秘结,小便黄;舌赤苔黄,脉洪数。

【剂型规格】片剂,每片重0.3g,含黄芩素50mg、绿原酸40mg。含片,每片重0.65g。胶囊剂,每粒装0.3g。软胶囊剂,每粒装0.5g。颗粒剂,①每袋装4g;②每袋装2g(无蔗糖)。口服液,每支装10ml。

【用法用量】口服。片剂:一次2~4片,一日3~4次。含片:含服,一次1~2片,一日10~20片。胶囊剂:一次2~4粒,一日4次。软胶囊剂:一次2~4粒,一日4次。颗粒剂:开水冲服,一次1~2袋,一日2次。口服液:一次10~20ml,一日3次;小儿酌减。

【临床应用】主要用于急、慢性扁桃体炎,小儿急性化脓性扁桃体炎,急、慢性喉炎,小儿急性咽炎,流行性腮腺炎,急性扁桃体炎,咽喉炎及鼻窦炎等病。①阿奇霉素联合银黄颗粒治疗小儿急性化脓性扁桃体炎58例,痊愈38例,显效19例,总有效率98.28%[中国乡村医药,2009,16(06):32-33];②治疗小儿急性咽炎30例,冲服银黄颗粒,显效10例,有效17例,无效3例,总有效率为90.00%[天津药学,2006,18(04):76];③治疗急性咽炎98例,冲服银黄颗粒,显效77例,有效15例,无效6例,有效率为93.88%[中华医学研究杂志,2005,5(09):924]。

【注意事项】脾胃虚寒证见有便溏者慎用。

第十四节　慢性扁桃体炎

慢性扁桃体炎是指扁桃体的慢性非特异性疾病,多因急性扁桃体炎反复发作,或因扁桃体隐窝引流不畅,隐窝内感染演变为慢性炎症所致,以反复发作的咽痛或异物感,腭扁桃体肿大或萎缩,或有脓栓为特征。本病属中医"慢乳蛾""虚火乳蛾"的范畴。

治疗本病的中成药主要有四物合剂(颗粒)、百合固金口服液(丸、浓缩丸、片、颗粒)、参苓白术丸(散)。

四物合剂(颗粒)

Siwu Heji(Keli)

《中华人民共和国药典》2015年版一部

【药物组成】当归、川芎、白芍、熟地黄。

【功能主治】养血调经。用于血虚所致的面色萎黄、头晕眼花、心悸气短及月经不调。

【辨证要点】慢性扁桃体炎:咽喉干涩不利,或刺痛胀痛,痰黏难咳,迁延不愈;舌质暗有瘀点,苔白腻,脉细涩。检查见喉关暗红,喉核肥大质韧,表面凹凸不平。

【剂型规格】合剂:①每支装10ml;②每瓶装100ml。颗粒剂,每袋装5g。

【用法用量】口服。合剂:一次10~15ml,一日3次。颗粒剂:一次5g,一日3次。

【临床应用】主要用于慢性扁桃体炎等。四物汤加减(八珍汤)治疗慢性扁桃体炎50例,痊愈41例,有效8例,总有效率98.00%[四川中医,2004(03):86]。

【注意事项】①孕妇慎用。②阴虚血热(月经提前、色鲜红、质黏稠,颧红潮热,五心烦热,夜寐不安,咽干口燥,唇红)、肝火旺盛(头痛头晕,面目红赤,月经延迟,易暴怒,口苦口臭,眼干,睡眠不稳,身体闷热)所致的月经过多等症不宜选用;感冒发热患者不宜服用。③忌不易消化的食物。④本品含白芍,不宜与藜芦同用。

百合固金口服液（丸、浓缩丸、片、颗粒）

Baihe Gujin Koufuye（Wan、Nongsuowan、Pian、Keli）

《中华人民共和国药典》2015 年版一部

【药物组成】【功能主治】【剂型规格】【用法用量】【注意事项】参见第二章第七节萎缩性鼻炎中的百合固金口服液（丸、浓缩丸、片、颗粒）。

【辨证要点】慢性咽炎：咽干少饮，隐隐作痛，午后较重，或咽部哽哽不利，干咳痰少而稠；或有手足心热，午后颧红，失眠多梦，耳鸣眼花；舌红苔薄，脉细数。

【临床应用】主要用于慢性扁桃体炎、慢性咽炎等。

参苓白术丸（散）

Shenling Baizhu Wan（San）

《中华人民共和国药典》2015 年版一部

【药物组成】【功能主治】【剂型规格】【用法用量】【注意事项】参见第一章第九节原发性开角型青光眼中参苓白术丸（散）。

【辨证要点】慢性扁桃体炎：咽干，咽痒，咽异物感；扁桃体肿大或缩小，色淡红；咳嗽痰白，胸脘痞闷，易恶心呕吐，口淡不渴，大便溏薄；舌质淡，苔白，脉细弱。

【临床应用】主要用于慢性扁桃体炎、鼻窦炎、儿童分泌性中耳炎等。①加味参苓白术散治疗儿童分泌性中耳炎，患耳数 66 只，显效 34 只，有效 24 只，总有效率 87.9%［中国中医药科技，2017，24（03）：375-376］；②参苓白术散加减治疗儿童分泌性中耳炎 28 例，治愈 10 例，好转 11 例，总有效率 75.0%［中国民族民间医药, 2017, 26（12）: 118-119]。

第十五节　急性喉炎

急性喉炎是指喉黏膜的急性弥漫性卡他性炎症, 以声嘶、声带红肿为主要临床表现。本病属中医"急喉瘖"的范畴。

治疗本病的中成药主要有金嗓开音丸、荆防颗粒（合剂）、黄氏响声丸、双料喉风散。

双料喉风散

Shuangliao Houfeng San

《中华人民共和国药典临床用药须知：
中药成方制剂卷》2015 年版

【药物组成】珍珠、人工牛黄、冰片、黄连、山豆根、甘草、青黛、人中白（煅）、寒水石。

【功能主治】清热解毒, 消肿利咽。用于肺胃热毒炽盛所致的咽喉肿痛、口腔糜烂、齿龈肿痛、皮肤溃烂。

【辨证要点】①急性喉炎：声嘶, 喉黏膜红肿, 疼痛剧烈, 干渴多饮, 咳嗽痰黄, 大便秘结, 小便黄; 舌红苔黄, 脉数有力; ②急性咽炎：咽部红肿, 咽痛较剧, 甚至吞咽困难, 口渴多饮, 咳嗽痰黄, 发热, 大便秘结, 小便黄; 舌红苔黄, 脉数有力; ③复发性口疮、急性多发性口炎：口腔黏膜溃点或溃面, 多则融合成片, 溃面色黄, 周边红肿, 灼热疼痛, 发热, 烦渴多饮, 大便秘结, 小便黄; 舌红苔黄, 脉数有力; ④牙龈炎：牙龈红肿疼痛, 烦渴多饮, 消谷善饥, 口臭, 便秘; 舌红苔黄, 脉数。

【剂型规格】散剂, 每瓶装：①1g; ②1.25g; ③2.2g。

【用法用量】口腔咽喉诸症吹敷患处, 一日 3 次; 皮肤溃烂先用浓茶洗净后敷患处, 一日 1 次。

【临床应用】主要用于急性咽喉炎、急性扁桃体炎、口腔溃疡、牙龈炎等。联合头孢克洛缓释片治疗急性咽喉炎20例,治愈13例,显效6例,好转1例,无效0例,有效率95%［山西医药杂志,2015,44(16):1911-1913］。

【注意事项】①孕妇慎用;②不宜在服药期间同时服用温补性中药;③忌烟酒、辛辣、鱼腥食物;④本品外用时,应首先清洁患处,然后喷药。如用于口腔、咽喉处,用药后禁食30~60分钟。

金嗓开音丸
Jinsang Kaiyin Wan
《中华人民共和国药典》2015年版一部

【药物组成】金银花、连翘、板蓝根、黄芩、桑叶、菊花、胖大海、牛蒡子、蝉蜕、前胡、僵蚕(麸炒)、燀苦杏仁、泽泻、玄参、赤芍、木蝴蝶。

【功能主治】清热解毒,疏风利咽。用于风热邪毒所致的咽喉肿痛,声嘶;急性咽炎、亚急性咽炎、喉炎见上述症候者。

【辨证要点】急性喉炎:声嘶,喉内干痒不适,或有灼热疼痛感;声带和喉黏膜色淡红肿;或伴发热、恶寒、头痛、肢体倦怠;舌边尖红,苔薄白,脉浮数。

【剂型规格】丸剂:水蜜丸,每10丸重1g;大蜜丸,每丸重9g。

【用法用量】口服。水蜜丸一次60~120丸,大蜜丸一次1~2丸,一日2次。

【临床应用】主要用于急性喉炎、咽炎、急性单纯性喉炎、早期声带息肉、声带小结等。①治疗急性咽炎、急性喉炎36例,痊愈25例,显效6例,有效3例,总有效率94.44%［2005年中华中医药学会耳鼻咽喉科分会第十二次学术研讨会暨嗓音言语听力医学专题学术研讨会］;②治疗急性单纯性喉炎113例,治愈

58 例,显效 29 例,有效 20 例,无效 6 例[实用中西医结合临床,
2007,7(4):36];③治疗声带息肉及声带小结有较好疗效[临
床耳鼻咽喉科杂志,2005,19(8):363]。

【注意事项】①虚火喉痹、喉瘤者慎用;②服药期间忌食辛
辣油腻食物。

荆防颗粒(合剂)

Jingfang Keli(Heji)

《中华人民共和国药典临床用药须知:
中药成方制剂卷》2015 年版

【药物组成】【功能主治】【剂型规格】【用法用量】【注意事
项】参见第二章第一节分泌性中耳炎中的荆防颗粒(合剂)。

【辨证要点】急性喉炎:声嘶,或有咽喉微痛,吞咽不利,喉
痒,咳嗽不爽;声带和喉黏膜色淡红微肿;鼻塞,流清涕,恶寒,
发热无汗,头痛,口不渴;舌苔薄白,脉浮紧。

【临床应用】主要用于风寒犯肺型急性喉炎等。

黄氏响声丸

Huangshi Xiangsheng Wan

《中华人民共和国药典》2015 年版一部

【药物组成】【功能主治】【剂型规格】【用法用量】【注意事
项】参见第二章第十一节急性咽炎中的黄氏响声丸。

【辨证要点】急性喉炎:声嘶,咽喉甚痛;室带、声带等喉黏
膜色红、肿胀,声带上或有黄白色分泌物附着,声门闭合不全;
咳嗽痰黄,口渴,大便秘结;舌质红,苔黄,脉滑数。

【临床应用】主要用于各型急、慢性喉炎,声嘶及声带小结,

声带息肉等。①治疗声嘶 240 例，其中 72 例急性喉炎的总有效率为 97.22%（70/72），80 例慢性喉炎的总有效率为 90.00%（72/80），20 例声带结节的总有效率为 80.00%（16/20），56 例声带息肉的总有效率为 85.71%（48/56），12 例喉返神经麻痹的总有效率为 83.33%（10/12）［中国社区医师，2003，19（13）：37］。②治疗声带息肉、声带小结术后 68 例，治愈 58 例，显效 7 例，有效 2 例，无效 1 例，治愈显效率为 95.59%［中国临床实用医学，2010，4（1）：112］。

第十六节　慢　性　喉　炎

慢性喉炎是指喉黏膜的非特异性慢性炎症，以声嘶、讲话费力、日久不愈为主要临床表现。本病属中医"慢喉瘖"的范畴。

治疗本病的中成药主要有补中益气丸（口服液、合剂、颗粒）、金嗓清音丸、金嗓散结丸（胶囊）、清音丸。

补中益气丸（口服液、合剂、颗粒）
Buzhong Yiqi Wan（Koufuye、Heji、Keli）
《中华人民共和国药典》2015 年版一部

【药物组成】【功能主治】【剂型规格】【用法用量】【注意事项】参见第一章第七节老年性白内障中的补中益气丸（口服液、合剂、颗粒）。

【辨证要点】慢性喉炎：声嘶，发音费力，不能持久，劳则加重；喉黏膜色淡，声带松弛无力，声门闭合不全；或见食少，便溏，倦怠无力；舌淡胖，边有齿印，苔白，脉细弱。

【临床应用】主要用于肺脾气虚型慢性喉炎等。

金嗓清音丸

Jinsang Qingyin Wan

《中华人民共和国药典》2015 年版一部
《中华人民共和国药典临床用药须知：
中药成方制剂卷》2015 年版

【**药物组成**】地黄、玄参、麦冬、丹皮、赤芍、石斛、黄芩、蝉蜕、胖大海、木蝴蝶、薄荷、僵蚕（麸炒）、川贝母、泽泻、薏苡仁（炒）、甘草。

【**功能主治**】养阴清肺，化痰利咽。用于肺热阴虚所致的慢喉瘖、慢喉痹，症见声嘶、咽喉肿痛、咽干；慢性喉炎、慢性咽炎见上述症候者。

【**辨证要点**】慢性喉炎：声嘶，咽喉干涩微痛，干咳，痰少而黏，常需清嗓，午后加重；喉黏膜微红肿，声带肥厚，或喉黏膜干燥、变薄，声门闭合不全；或见颧红唇赤，头晕耳鸣，虚烦少寐，手足心热；舌红少津，脉细数。

【**剂型规格**】丸剂：大蜜丸，每丸重 9g；水蜜丸，每 10 丸重 1g。

【**用法用量**】口服。大蜜丸一次 1~2 丸，水蜜丸 60~120 丸（6~12g），一日 2 次。

【**临床应用**】主要用于慢性喉炎、喉痹、喉瘖、咽喉炎、慢性咽炎等。①治疗慢性喉炎 68 例，痊愈 16 例，显效 20 例，有效 29 例，无效 3 例，总有效率为 95.59%［现代医药卫生，2006，22（17）：2676］；②治疗慢性咽炎 350 例，显效 203 例，有效 120 例，无效 27 例，总有效率为 92.29%［陕西中医，2007，28（8）：956］。

【**注意事项**】①实热证喉痹、喉瘖者慎用；②服药期间忌食辛辣油腻食物，忌烟酒。

金嗓散结丸（胶囊）

Jinsang Sanjie Wan（Jiaonang）

《中华人民共和国药典》2015 年版一部
《中华人民共和国药典临床用药须知：
中药成方制剂卷》2015 年版

【药物组成】金银花、丹参、板蓝根、马勃、蒲公英、煒桃仁、红花、醋三棱、醋莪术、玄参、麦冬、浙贝母、泽泻、炒鸡内金、蝉蜕、木蝴蝶。

【功能主治】清热解毒，活血化瘀，利湿化痰。用于热毒蕴结、气滞血瘀所致的声嘶、声带充血、肿胀；慢性喉炎、声带小结、声带息肉见上述症候者。

【辨证要点】慢性喉炎：声嘶，发音费力，喉内异物感或有黏痰；喉黏膜暗红肥厚，或有声带小结、息肉；胸闷不舒；舌暗红或有瘀点，苔薄白，脉细涩。

【剂型规格】丸剂：水蜜丸，每 10 丸重 1g；大蜜丸，每丸重 9g。胶囊剂，每粒装 0.4g。

【用法用量】口服。丸剂：水蜜丸一次 60~120 粒，大蜜丸一次 1~2 丸，一日 2 次。胶囊剂：一次 2~4 粒，一日 2 次。

【临床应用】主要用于慢性喉炎、声带小结、声带息肉等。①治疗慢喉瘖 268 例，痊愈 78 例，显效 87 例，有效 82 例，无效 21 例，总有效率为 92.16%［中国实用乡村医生杂志，2006，13（11）：49］；②在术后常规处理的基础上加服金嗓散结丸，治疗声带息肉和声带小结 210 例，痊愈 186 例，好转 6 例，无效 18 例，总有效率为 91.43%［中国眼耳鼻喉科杂志，2007，7（1）：33］。

【不良反应】有文献报道患者两次服用金嗓散结丸后均出现过敏症状［现代应用药学，1997，14（3）：58］。

【注意事项】①虚火喉痹者慎用；②服药期间忌食辛辣油腻食物，忌烟酒，以免生痰生湿。

清音丸

Qingyin Wan

《中华人民共和国药典》2015 年版一部

【药物组成】诃子肉、川贝母、百药煎、乌梅肉、葛根、茯苓、甘草、天花粉。

【功能主治】清热利咽，生津润燥。用于肺热津亏，咽喉不利，口舌干燥，声哑失音。

【辨证要点】慢性喉炎：咽喉肿痛，声音不扬，或见嘶哑，口舌干燥，咳嗽，痰黏。

【剂型规格】丸剂：水蜜丸，每 100 粒重 10g，大蜜丸，每丸重 3g。

【用法用量】口服，温开水送服或嚼化。水蜜丸一次 2g，大蜜丸一次 1 丸，一日 2 次。

【临床应用】主要用于肺热津亏型慢性喉炎等。

【注意事项】忌食辛辣食物。

第十七节　声带小结

声带小结又称歌者小结、教师小结、声带结节，发生于儿童者又称喊叫小结，是一种微小的纤维结节性病变，是声带的慢性疾病之一，常发生于职业用声者。本病属中医"慢喉瘖""声瘖"的范畴。

治疗本病的中成药主要有六君子丸、血府逐瘀丸（胶囊、口服液）、金嗓散结丸（胶囊）、清气化痰丸。

六君子丸

Liujunzi Wan

《中华人民共和国药典》2015 年版一部

【**药物组成**】党参、白术（麸炒）、茯苓、半夏（制）、陈皮、炙甘草。

【**功能主治**】补脾益气，燥湿化痰。用于脾胃虚弱，食量不多，气虚痰多，腹胀便溏。

【**辨证要点**】声带小结：气虚湿聚所致的声嘶日久，语声低沉，讲话费力，不能持久，劳累则加重，喉间有痰，质稀色白。喉内黏膜色淡，声带肿胀，前部边缘有栗粒样结节，或声带有灰白或粉红色息肉。全身症状有倦怠乏力，少气懒言，腹胀便溏；舌质淡，苔白或白腻，脉濡滑。

【**剂型规格**】水丸，每 20 丸重 1g。

【**用法用量**】口服。一次 9g，一日 2 次，温开水送服。7 岁以上的儿童服成人的 1/2 量。

【**临床应用**】主要用于声带小结等。

【**不良反应**】联合克拉霉素治疗胃溃疡出现腹泻 3 例、恶心 3 例、味觉改变 1 例、消化不良 1 例、腹痛或不适 1 例［临床合理用药，2017，10（4）：28］。

【**注意事项**】①肺胃阴虚胃痛、痞满者慎用；②湿热泄泻者慎用；③痰热咳嗽者慎用；④忌食生冷、油腻等不易消化的食物。

血府逐瘀丸（胶囊、口服液）

Xuefu Zhuyu Wan（Jiaonang、Koufuye）

《中华人民共和国药典》2015 年版一部

【**药物组成**】【**功能主治**】【**剂型规格**】【**用法用量**】【**注意**

事项】参见第一章第十节葡萄膜炎中血府逐瘀丸（胶囊、口服液）。

【辨证要点】声带小结：血瘀痰凝所致的声嘶，缠绵日久，语声低沉，喉内干涩疼痛。喉黏膜暗淡，声带暗红或增厚，小结紧束质硬，息肉或白或红。全身症状可有胸中烦闷，颈前有紧束感；舌质暗红，边有瘀点，脉涩。

【临床应用】主要用于声带小结等。

【不良反应】①血府逐瘀丸治疗子宫内膜炎时有 1 例出现恶心、1 例出现皮疹［中国医药，2017（03）：113］；②米非司酮联合本品致恶心、呕吐及腹痛［医学综述，2012，33（34）：2505-2506］。

金嗓散结丸（胶囊）

Jinsang Sanjie Wan（Jiaonang）
《中华人民共和国药典》2015 年版一部
《中华人民共和国药典临床用药须知：
中药成方制剂卷》2015 年版

【药物组成】【功能主治】【剂型规格】【用法用量】【注意事项】参见第二章第十六节慢性喉炎中的金嗓散结丸（胶囊）。

【辨证要点】声带小结：声嘶，缠绵日久，语声低沉，喉内干涩疼痛。喉黏膜暗淡，声带暗红或增厚，小结紧束质硬，息肉或白或红。全身症状可有胸中烦闷，颈前有紧束感；舌质暗红，边有瘀点，脉涩。

【临床应用】主要用于治疗慢性喉炎、声带小结、声带息肉、慢喉瘖等。①联合桔冰梅片治疗声带小结48例患者，痊愈23例，有效22例，无效3例，总有效率93.75%［医学信息（中旬刊），2011，24（05）：2083-2084］。②治疗慢喉瘖268例，痊愈78例，显效87例，有效82例，无效21例，总有效率为92.16%

［中国实用乡村医生杂志, 2006, 13（11）: 49］; ③在术后常规处理的基础上加服金嗓散结丸, 治疗声带息肉和声带小结 210 例, 痊愈 186 例, 好转 6 例, 无效 18 例, 总有效率为 91.43%［中国眼耳鼻喉科杂志, 2007, 7（1）: 33］。

【不良反应】有文献报道患者两次服用金嗓散结丸后均出现过敏症状［现代应用药学, 1997, 14（3）: 58］。

清气化痰丸

Qingqi Huatan Wan

《中华人民共和国药典》2015 年版一部

【药物组成】【功能主治】【剂型规格】【用法用量】【注意事项】参见第二章第二节突发性耳聋中的清气化痰丸。

【辨证要点】声带小结: 肺经蕴热所致的声出不扬或声嘶, 日久不愈, 喉部微痛, 干燥不适, 常有清嗓动作; 喉黏膜、声带微红, 边缘有结节样突起, 表面附有黏液; 伴有咳嗽, 痰黏稠难出, 心烦失眠; 舌质红, 苔黄或黄腻, 脉滑数。

【临床应用】主要用于声带小结、痰热壅肺型慢性支气管炎咳嗽等。治疗痰热壅肺型慢性支气管炎咳嗽, 63 例患者中治愈 31 例, 显效 22 例, 有效 6 例, 总有效率为 93.65%［中医临床研究, 2011, 03（11）: 1-2］。

口腔科常用中成药

第一节　牙本质过敏症

　　牙本质过敏症是指牙体受到外界机械、化学、温度等刺激时,产生一种酸痛不适感觉的症状。

　　治疗本病的中成药主要有补肾固齿丸、脱牙敏糊剂、速效牙痛宁酊。

补肾固齿丸

Bushen Guchi Wan

《中华人民共和国药典临床用药须知:
中药成方制剂卷》2015年版

　　【药物组成】熟地黄、紫河车、盐骨碎补、地黄、鸡血藤、山药、枸杞子、炙黄芪、酒丹参、醋郁金、酒五味子、茯苓、盐泽泻、牛膝、漏芦、牡丹皮、野菊花、肉桂。

　　【功能主治】补肾固齿,活血解毒。用于肾虚火旺所致的牙齿酸软、咀嚼无力、松动移位、龈肿齿衄;慢性牙周炎见上述症候者。

　　【辨证要点】牙本质过敏症:牙齿酸弱,遇冷则甚,遇热亦感不适,甚则咀嚼无力;全身兼见眠差、头昏、腰酸等;舌红,苔薄黄,脉细数。

　　【剂型规格】丸剂,每30丸重1g。

【用法用量】口服。一次 4g，一日 2 次。

【临床应用】主要用于肾阴亏虚型牙本质过敏症、牙齿松动以及肾虚火旺型牙周炎、牙周病、老年人牙周 – 牙髓联合病变、牙齿松动等。①治疗牙齿松动 39 例，有效 30 例，显效 6 例，无效 3 例，总有效率为 92.31%［中国民间疗法，1999，8（8）：41–42］；②治疗肾虚火旺型牙周炎 66 例，基本痊愈 30 例，显效 28 例，进步 6 例，无效 2 例，总有效率为 87.88%［国际口腔医学杂志，2007，34（4）：236］。

【注意事项】实热证牙宣者慎用。

速效牙痛宁酊

Suxiao Yatongning Ding

《国家医保药品手册》（2017 年版）

【药物组成】芫花根、地骨皮。

【功能主治】活血化瘀，理血止痛。用于风虫牙痛、龋齿性急慢性牙髓炎、牙本质过敏症。

【辨证要点】①牙本质过敏症：牙齿酸痛不适，遇冷则甚，遇热亦感不适，甚则咀嚼无力；②牙髓炎：牙齿楔状缺损，龋齿，对冷、热刺激不耐受。

【剂型规格】酊剂，每瓶装 8ml。

【用法用量】外用适量，涂擦患牙处，或用药棉蘸取 1~2 滴塞入龋窝内，重症可反复使用。

【临床应用】主要用于牙本质过敏症、牙髓炎等。辅助牙髓炎根管治疗 48 例，显效 20 例，有效 25 例，无效 3 例，总有效率为 93.75%［中国医疗设备，2016，31（S1）：46–47］。

脱牙敏糊剂

Tuoyamin Huji

《国家医保药品手册》(2017 年版)

【药物组成】四季青叶、高良姜、花椒。

【功能主治】辟秽解毒,散寒解热,消肿止痛。用于患牙不能耐受冷、热、酸、甜等刺激的牙齿敏感症。

【辨证要点】牙本质过敏症:牙齿酸痛不适,遇冷则甚,遇热亦感不适,甚则咀嚼无力。

【剂型规格】糊剂,每支装 4g。

【用法用量】外用。用棉签将患牙擦干,再用棉签蘸本品适量,于患牙处来回抹擦,轻者抹擦数次,重者涂擦 1~2 分钟,一日 3~4 次。

【临床应用】主要用于牙本质过敏症。治疗牙齿敏感症 34 例,显效 26 例,有效 4 例,无效 4 例,总有效率为 88.24%[华西口腔医学杂志,1994(3):198-200]。

【不良反应】用药局部有麻辣感,能耐受。

【注意事项】涂药时应保持患牙干燥。

第二节 根 尖 周 炎

根尖周炎是指牙根尖部牙周组织的急、慢性炎症。

治疗本病的中成药主要有十全大补丸、清胃黄连丸(片)、银翘解毒丸(颗粒、片、胶囊、软胶囊、合剂)、丁细牙痛胶囊。

十全大补丸(口服液)

Shiquan Dabu Wan(Koufuye)

《中华人民共和国药典》2015 年版一部

【药物组成】【功能主治】【剂型规格】【用法用量】【注意事项】参见第一章第十六节中的原发性视网膜色素变性中的十全大补丸(口服液)。

【辨证要点】根尖周炎:牙龈有瘘口,时有脓血渗出,龈肉色淡,口唇不荣,神疲乏力,面色萎黄;舌淡苔薄,脉细弱。

【临床应用】主要用于气血不足型根尖周炎等。

【不良反应】用本品防治癌症化疗药的副作用时,发现少数患者出现软便,停药后消失[汉方医学,1986,10(4):27]。

丁细牙痛胶囊

Dingxi Yatong Jiaonang

《中华人民共和国药典临床用药须知:
中药成方制剂卷》2015 年版

【药物组成】丁香叶、细辛。

【功能主治】清热解毒,疏风止痛。用于风火牙痛。

【辨证要点】急性根尖周炎、牙髓炎:牙痛阵作,遇风即发,受热加重,或伴有牙龈肿胀,得凉痛减,口渴喜饮,便干尿黄。

【剂型规格】胶囊剂,每粒装 0.45g。

【用法用量】口服。一次 4 粒,一日 3 次,饭后白开水送服。

【临床应用】主要用于根尖周炎及牙髓炎等。联合根管治疗慢性牙髓炎 30 例,显效 24 例,有效 5 例,无效 1 例,总有效率为 96.67%[世界最新医学信息文摘,2017,17(46):167]。

【不良反应】偶有空腹服用后出现轻度胃部不适感。

【注意事项】①严格按用法用量服用,本品不宜长期服用;②忌酒及辛辣食物;③不宜在服药期间同时服用滋补性中药。

银翘解毒丸（颗粒、片、胶囊、软胶囊、合剂）

Yinqiao Jiedu Wan（Keli、Pian、Jiaonang、Ruanjiaonang、Heji）

《中华人民共和国药典》2015 年版一部

【药物组成】【功能主治】【剂型规格】【用法用量】【注意事项】参见第一章第一节睑缘炎中的银翘解毒丸（颗粒、片、胶囊、软胶囊、合剂）。

【辨证要点】根尖周炎:牙龈肿胀,疼痛不已,咀嚼疼痛,妨碍饮食,伴头痛乏力、身热、恶寒、鼻塞口干、口渴欲饮;苔薄黄,脉浮数。

【临床应用】主要用于根尖周炎、急性扁桃体炎等。

【不良反应】①有文献报道服用银翘解毒丸后偶可引起过敏反应,表现为荨麻疹样皮疹、多形红斑性药疹、药物性皮炎等[中国中药杂志,2003,28(4):384],或有心慌、胸闷、憋气、呼吸困难、大汗淋漓、面色苍白、眼前发黑、恶心呕吐等症状[药物不良反应杂志,2002,6(6):373];②有报道口服银翘解毒片致过敏性休克 1 例[中医研究,2001,14(3):13]。

清胃黄连丸（片）

Qingwei Huanglian Wan（Pian）

《中华人民共和国药典》2015 年版一部

【药物组成】黄连、石膏、黄芩、栀子、连翘、知母、黄柏、玄参、地黄、牡丹皮、赤芍、天花粉、桔梗、甘草。

【功能主治】清胃泻火，解毒消肿。用于肺胃火盛所致的口舌生疮，齿龈、咽喉肿痛。

【辨证要点】根尖周炎：牙齿疼痛剧烈，或跳痛难耐，不敢咬物，患牙浮起，齿龈红肿，肿连腮颊，口渴欲冷饮，口气热臭，大便燥结；苔黄厚，脉洪数。

【剂型规格】丸剂：大蜜丸，每丸重 9g；水丸，每袋装 9g。片剂：①糖衣片，片芯重 0.32g；②薄膜衣片，每片重 0.33g。

【用法用量】口服。丸剂：大蜜丸一次 1~2 丸，一日 2 次；水丸一次 9g，一日 2 次。片剂：规格①、②一次 8 片，一日 2 次。

【临床应用】主要用于根尖周炎、牙周炎、口腔炎、咽喉炎、扁桃体炎等。治疗胃热证（包括口舌生疮，齿龈、咽喉肿痛等症）30 例，痊愈 6 例，显效 21 例，有效 3 例，显效率为 90%，总有效率为 100%［浙江中医杂志，1999（1）：13］。

【注意事项】①阴虚火旺者慎用；②体弱、年迈者慎用；③不可过量及久用。

第三节 牙 周 病

牙周病是指牙齿支持组织，包括牙龈、牙骨质、牙周韧带和牙槽骨因炎症所致的一种疾病。

治疗本病的中成药主要有八珍丸、补肾固齿丸、清火栀麦胶囊（片、丸）、青黛散。

八珍丸

Bazhen Wan

《中华人民共和国药典》2015 年版一部

【药物组成】熟地黄、党参、当归、白芍、炒白术、茯苓、川芎、甘草。

【功能主治】补气益血。用于气血两虚,面色萎黄,食欲缺乏,四肢乏力,月经过多。

【辨证要点】牙周病:齿龈萎缩、淡白,牙根宣露,牙齿松动,龈缝间偶有少量脓血溢出,咀嚼无力,面色无华,失眠多梦;舌质淡,苔薄白,脉沉细。

【剂型规格】大蜜丸,每丸重 9g。

【用法用量】口服。大蜜丸一次 1 丸,一日 2 次。

【临床应用】主要用于气血不足型牙周病。

【注意事项】①体实有热者慎用;②感冒者慎用;③忌食辛辣、油腻、生冷食物。

补肾固齿丸

Bushen Guchi Wan

《中华人民共和国药典临床用药须知:
中药成方制剂卷》2015 年版

【药物组成】【功能主治】【剂型规格】【用法用量】【注意事项】参见第三章第一节牙本质过敏症中的补肾固齿丸。

【辨证要点】牙周病:牙龈微红肿,齿牙疏豁、动摇,齿根外露,咀嚼无力,牙周袋深,袋内溢脓、渗血,头晕目眩,耳鸣,腰膝痠软,五心烦热,溲黄便燥;舌红苔少,脉细数。

【临床应用】主要用于牙周病、牙本质过敏症、老年人牙周 - 牙髓联合病变、牙齿松动、肾虚火旺型牙周炎等。①治疗牙齿松动 39 例,有效 30 例,显效 6 例,无效 3 例,总有效率为 92.31%[中国民间疗法,1999,8(8):41-42];②治疗肾虚火旺型牙周炎 66 例,基本痊愈 30 例,显效 28 例,进步 6 例,无效 2 例,总有效率为 87.88%[国际口腔医学杂志,2007,34(4):236]。

青黛散

Qingdai San

《中华人民共和国药典临床用药须知：
中药成方制剂卷》2015 年版

【**药物组成**】青黛、硼砂（煅）、黄连、冰片、人中白（煅）、薄荷、儿茶、甘草。

【**功能主治**】清热解毒，消肿止痛。用于火毒内蕴所致的口疮、咽喉肿痛、牙疳出血。

【**辨证要点**】①急性牙龈（周）炎：牙龈充血红肿或龈缘糜烂，触之或自动出血，口热口臭，便干，尿黄；舌红苔黄，脉弦数；②复发性口疮、急性疱疹性口炎：口腔黏膜充血水肿，糜烂溃疡，口黏口热，口干口渴；舌红苔黄，脉弦数；③急性咽炎：咽黏膜充血水肿，咽干咽痛；舌红苔黄，脉沉弦数。

【**剂型规格**】散剂，每瓶装 1.5g。

【**用法用量**】吹撒涂搽患处，一日 3~4 次。

【**临床应用**】主要用于急性牙龈（周）炎、复发性口疮、急性疱疹性口炎、急性咽炎等。

【**注意事项**】①孕妇慎用；②老人、儿童、阴虚火旺及脾胃虚弱者慎用；③忌食辛辣、油腻、鱼腥食物。

清火栀麦胶囊（片、丸）

Qinghuo Zhimai Jiaonang（Pian、Wan）

《中华人民共和国药典》2015 年版一部

【**药物组成**】穿心莲、栀子、麦冬。

【**功能主治**】清热解毒，凉血消肿。用于肺胃热盛所致的咽喉肿痛、发热、牙痛、目赤。

【**辨证要点**】牙周病：牙龈红肿，有深牙周袋，牙周袋溢脓，牙龈出血，口干，口渴喜饮，胃内嘈杂易饥，口臭，大便秘结，尿黄；舌苔黄厚，脉数。

【**剂型规格**】胶囊剂，每粒装 0.25g。片剂，每片重①0.27g；②0.31g；③0.34g；④0.4g；⑤0.42g。丸剂，每瓶装 0.8g。

【**用法用量**】口服。胶囊：一次 2 粒，一日 2 次。片剂：一次 2 片，一日 2 次。丸剂：一次 0.8g，一日 2 次。

【**临床应用**】主要用于牙周炎、牙龈炎、咽炎、结膜炎、扁桃体炎、胃热口臭、暴风客热（目赤）等。①治疗胃热口臭 60 例，口服清火栀麦片，每次 6 片，每日 2~3 次，同时服用清胃散，经治疗 3~7 日，全部病例症状消失，疗效为 100.00%［中成药，2001，23（4）：305］；②治疗暴风客热（目赤）20 例，口服清火栀麦胶囊，每次 3 粒，每日 3 次，治疗 5 天，痊愈 8 例，显效 9 例，有效 3 例，愈显率为 85.00%，有效率为 100.00%［福建中医学院学报，2005，15（2）：13］。

【**不良反应**】①胃肠道反应：有文献报道，清火栀麦片治疗慢性咽炎时有 2 例出现腹泻，一天 2~3 次，症状为黄色稀便，腹软，无压痛、反跳痛、肌紧张，肠鸣音稍活跃，大便多次镜检均阴性，经参苓健脾胃颗粒和谷参肠安胶囊治疗后腹泻停止，但继续服用清火栀麦片又出现腹泻［药物流行病学杂志，2006，15（6）：323］。②过敏反应：有文献报道，1 例患者用清火栀麦片治疗牙周肿痛时出现药疹，症状为下口唇出现群集性小水疱、局部水肿、疼痛明显，并伴有低热、头痛，继续服药后自感口唇胀痛明显、有圆形的暗紫红色斑疹、黏膜皱褶处出现糜烂，并伴有白色分泌物。停药后进行物理治疗，症状明显好转，但继续服用清火栀麦片又出现药疹［药物流行病学杂志，2005，14（2）：112］。

【**注意事项**】①虚火喉痹者慎用；②服药期间忌食辛辣、油腻、鱼腥食物，戒烟酒；③老人、儿童及素体脾胃虚弱者慎用。

第四节　复发性口疮

复发性口疮又称复发性口腔溃疡，是最常见的口腔黏膜溃疡类疾病，具有周期性、复发性、自限性的特征，溃疡灼痛明显。

治疗本病的中成药主要有口炎清颗粒、牛黄清胃丸、导赤丸、参苓白术丸（散）、桂附理中丸、逍遥丸（水丸、浓缩丸、片、胶囊）、复方珍珠口疮颗粒、齿痛冰硼散、口腔溃疡散、口腔炎气雾剂（喷雾剂）。

口炎清颗粒

Kouyanqing Keli

《中华人民共和国药典》2015 年版一部

【药物组成】天冬、麦冬、玄参、山银花、甘草。

【功能主治】滋阴清热，解毒消肿。用于阴虚火旺所致的口腔炎症。

【辨证要点】复发性口疮：溃疡数目少、分散、边缘清楚，基底平坦，呈灰黄色，周围绕以狭窄红晕，有轻度灼痛，常伴有头晕目眩，五心烦热，口干咽燥，唇赤颧红；舌红，脉细数。

【剂型规格】颗粒剂：①每袋装 10g；②每袋装 3g（无蔗糖）。

【用法用量】口服。一次 2 袋，一日 1~2 次。

【临床应用】主要用于复发性口疮。治疗复发性口疮 32 例，痊愈 18 例，显效 9 例，有效 4 例，无效 1 例，总有效率为 96.88%［医药论坛杂志，2006，27（7）：71］。

【注意事项】①脾胃虚寒者慎用；②服药期间忌食辛辣、油腻食物；③老人、儿童慎用。

口腔溃疡散

Kouqiang Kuiyang San

《中华人民共和国药典》2015 年版一部

【药物组成】青黛、枯矾、冰片。

【功能主治】清热,消肿,止痛。用于火热内蕴所致的口舌生疮、黏膜破溃、红肿灼痛;复发性口疮、急性口炎见上述症候者。

【辨证要点】复发性口疮、急性口炎:口腔黏膜充血水肿,破溃有渗出,局部疼痛,口干灼热,口渴喜冷饮,便干,尿黄;舌红苔黄,脉弦数。

【剂型规格】散剂,每瓶装 3g。

【用法用量】用消毒棉球蘸药擦患处,一日 2~3 次。

【临床应用】主要用于复发性口疮、急性口炎等。

口腔炎气雾剂(喷雾剂)

Kouqiangyan Qiwuji(Penwuji)

《国家医保药品手册》(2017 年版)

【药物组成】蜂房、蒲公英、皂角刺、忍冬藤。

【功能主治】清热解毒,消炎止痛。用于口腔炎、口腔溃疡、咽喉炎等;对小儿口腔炎症有特效。

【辨证要点】复发性口疮、口腔炎:口疮周围红肿、中间凹陷、表面黄白、灼热疼痛,伴口干口臭、小便黄赤;舌红,苔黄。

【剂型规格】气雾剂,每瓶内容物重 19g,含药液 10ml;每瓶总揿次:350 揿;每揿喷量:46mg。喷雾剂,每瓶装:①10ml;②20ml。

【用法用量】口腔喷雾用。一次向口腔喷药液适量,一日3~4次,小儿酌减。

【临床应用】主要用于复发性口疮、小儿口腔炎等。①治疗复发性口疮113例,显效96例,有效15例,无效2例,总有效率为98.23%[临床医药实践,2015,24(08):630-632];②治疗小儿口腔炎45例,治愈26例,显效14例,有效3例,无效2例,总有效率为95.56%[影像研究与医学应用,2018,2(03):179-180]。

【注意事项】向口腔喷入药物时应屏住呼吸。

牛黄清胃丸

Niuhuang Qingwei Wan

《中华人民共和国药典临床用药须知:
中药成方制剂卷》2015年版

【药物组成】牛黄、黄芩、黄柏、栀子、石膏、麦冬、玄参、菊花、连翘、薄荷、大黄、枳实(砂烫)、番泻叶、牵牛子(炒)、冰片、桔梗、甘草。

【功能主治】清胃泻火,润燥通便。用于心胃火盛所致的头晕目眩、口舌生疮、牙龈肿痛、乳蛾咽痛、便秘尿赤。

【辨证要点】复发性口疮:溃疡多位于唇、颊、口底部位,溃疡形状不规则,基底色深黄,周围充血范围较大,伴口干口臭,大便秘结,小便黄赤;舌红绛,苔黄腻,脉滑数。

【剂型规格】丸剂,每丸重6g。

【用法用量】口服。一次2丸,一日2次。

【临床应用】主要用于复发性口疮、口腔炎、急性牙周炎、牙龈炎、蜂窝织炎、急性扁桃体炎、急性咽峡炎等。

【注意事项】①阴虚火旺者慎用;②服药期间忌食辛辣油腻食物;③老人、儿童及素体脾胃虚寒者慎用。

导赤丸

Daochi Wan

《中华人民共和国药典》2015年版一部

【药物组成】【功能主治】【剂型规格】【用法用量】【注意事项】参见第一章第一节睑缘炎中的导赤丸。

【辨证要点】复发性口疮：溃疡多位于舌尖、舌前部或舌侧缘，数目较多，面积较小，局部红肿疼痛明显伴口干口渴，心中烦热，小便黄赤；舌尖红，苔薄黄，脉略数。

【临床应用】主要用于复发性口疮、口腔溃疡等。①用本方加味治疗复发性口腔溃疡35例，痊愈18例，显效10例，有效5例，无效2例，总有效率94.29%［中国中医药现代远程教育，2012，10（17）：18-19］；②治疗98例口疮患儿，经2年临床观察，治愈71例，好转24例，无效3例，总有效率96.94%［中国临床研究，2012，25（1）：75］。

齿痛冰硼散

Chitong Bingpeng San

《中华人民共和国药典临床用药须知：
中药成方制剂卷》2015年版

【药物组成】硼砂、硝石、冰片。

【功能主治】散郁火，止牙痛。用于火热内闭所致的牙龈肿痛、口舌生疮。

【辨证要点】①复发性口疮、急性口炎：口腔黏膜充血发红，水肿破溃，渗出疼痛，口干口渴，口热喜冷饮，便干尿黄；舌红苔黄，脉弦数；②急性牙龈（周）炎：牙龈红肿、渗血、化脓疼痛，口热口臭,烦躁,喜冷饮,便秘尿赤,脉洪大或滑数。

【剂型规格】散剂,每瓶装 3g。

【用法用量】吹敷患处,每次少量,一日数次。

【临床应用】主要用于复发性口疮、急性口炎、急性牙龈(周)炎等。

【注意事项】①老人、儿童、脾胃虚弱及阴虚火旺者慎用;②忌辛辣、油腻食物。

参苓白术丸(散)

Shenling Baizhu Wan(San)

《中华人民共和国药典》2015 年版一部

【药物组成】【功能主治】【剂型规格】【用法用量】【注意事项】参见第一章第九节原发性开角型青光眼中参苓白术丸(散)。

【辨证要点】复发性口疮:溃疡数目少,面积较大,基底深凹,呈灰黄或灰白色,边缘水肿,红晕不明显,常伴头身困重,口黏不渴,食欲缺乏,胃脘胀满,时有便溏;舌质淡,有齿痕,苔白滑腻,脉沉缓。

【临床应用】主要用于脾虚湿困型复发性口疮等。

【不良反应】①偶见糖尿病患者服用参苓白术散加减汤剂后出现出汗、头晕目眩、乏力、心悸气短、饥饿等低血糖的症状[安徽中医临床杂志,1997,9(4):204];②个例出现便秘[河南中医,2010,30(3):257]。

桂附理中丸

Guifu Lizhong Wan

《中华人民共和国药典》2015 年版一部

【药物组成】肉桂、附片、党参、炮姜、炒白术、炙甘草。

【功能主治】补肾助阳，温中健脾。用于肾阳衰弱，脾胃虚寒，脘腹冷痛，呕吐泄泻，四肢厥冷。

【辨证要点】复发性口疮：溃疡量少分散，表面紫暗，四周苍白，疼痛轻微，或仅在进食时疼痛，遇劳则发，可伴有面色㿠白，形寒肢冷，下利清谷，少腹冷痛，小便多；舌质淡，苔白，脉沉弱无力。

【剂型规格】丸剂：①水蜜丸，每10丸重0.24g；②大蜜丸，每丸重9g。

【用法用量】用姜汤或温开水送服。水蜜丸一次5g，大蜜丸一次1丸，一日2次。

【临床应用】主要用于脾肾阳虚型复发性口疮等。

【注意事项】①肝胃郁热所致的胃脘痛者慎用；②孕妇慎用；③原发性高血压、心脏病、肾病、咳嗽、浮肿患者应在医师指导下服用；④本品含肉桂，不宜与赤石脂同用；⑤本品含附片，不宜与半夏、瓜蒌、贝母、白蔹、白及同用。

逍遥丸（水丸、浓缩丸、片、胶囊）

Xiaoyao Wan（Shuiwan、Nongsuowan、Pian、Jiaonang）

《中华人民共和国药典》2015年版一部

【药物组成】【功能主治】【剂型规格】【用法用量】【注意事项】参见第一章第十五节中心性浆液性脉络膜视网膜病变中的逍遥丸（水丸、浓缩丸、片、胶囊）。

【辨证要点】复发性口疮：溃疡数目大小不一，周围黏膜充血发红，常随月周期而发作或加重，可伴有胸胁胀闷，心烦易怒，口苦咽干，失眠不寐；舌尖红或略红，苔薄黄，脉弦数。

【临床应用】主要用于肝郁化火型复发性口疮等。

【不良反应】①临床报道有患者在连续服用逍遥丸后出现头昏、身倦、嗜睡［吉林中医药，1998（2）：49］、恶心呕吐、心慌、大汗淋漓、血压升高等症状［时珍国医国药，2000，11（3）：

247], 其中有 1 例同时还引起药物性肝损害[时珍国医国药, 2000, 11 (4): 350]; ②2 例患者在常规服用逍遥丸后引起白带过多[实用中医药杂志, 1996, 12 (6): 33]。

复方珍珠口疮颗粒

Fufang Zhenzhu Kouchuang Keli

《中华人民共和国药典》2015 年版一部

【药物组成】珍珠、五倍子、苍术、甘草。

【功能主治】燥湿, 生肌止痛。用于心脾湿热所致的口疮。

【辨证要点】复发性口腔溃疡: 口疮周围红肿、中间凹陷、表面黄白、灼热疼痛, 口干、口臭; 舌红。

【剂型规格】颗粒剂, 每袋装 10g。

【用法用量】口服。一次 1 袋, 开水 100ml 溶解, 分次含于口中, 每次口含 1~2 分钟后缓缓咽下; 10 分钟内服完, 一日 2 次。饭后半小时服用。5 天为 1 个疗程。

【临床应用】主要用于复发性口腔溃疡、复发性阿弗他溃疡等。治疗复发性阿弗他溃疡: 治疗组 30 例服用复方珍珠口疮颗粒, 平均愈合时间为 4.3 天, 对照组 30 例服用栀子金花丸, 平均愈合时间为 8.8 天[临床口腔医学杂志, 2010, 26 (10): 638–639]。

【注意事项】①忌烟酒、辛辣、油腻食物; ②贫血者慎用; ③本品不宜长期连续服用。

第五节 颌面部蜂窝织炎

颌面部蜂窝织炎是指发生在颌骨周围筋膜间隙的急性炎症。

治疗本病的中成药主要有牛黄解毒丸 (胶囊、软胶囊、片)、齿痛消炎灵颗粒。

牛黄解毒丸（胶囊、软胶囊、片）

Niuhuang Jiedu Wan（Jiaonang、Ruanjiaonang、Pian）

《中华人民共和国药典》2015 年版一部

【药物组成】【功能主治】【剂型规格】【用法用量】【注意事项】参见第一章第二节急性细菌性结膜炎中的牛黄解毒丸（胶囊、软胶囊、片）。

【辨证要点】颌面部蜂窝织炎：颌面部局部红、肿、热、疼痛剧烈，呈凹陷性水肿，有波动感，张口受限，全身伴壮热，便结溲赤；舌苔黄腻，脉洪数。

【临床应用】主要用于颌面部蜂窝织炎、口腔溃疡、牙龈炎、咽喉炎、中耳炎、扁桃体炎等。治疗口腔溃疡，口服牛黄解毒片，可同时口服维生素 C、甘露聚糖肽等西药治疗，治疗 34 例，痊愈 13 例，显效 11 例，有效 9 例，无效 1 例，有效率为 97.06%［中国民族民间医药，2009，18（5）：92–93］。

【不良反应】近年来，服用牛黄解毒丸（片）引起的不良反应涉及消化、泌尿、血液、呼吸、神经等系统，呈现出皮肤药疹、过敏性休克、上腹饱胀不适、出血性膀胱炎、血小板减少、支气管哮喘样等症状及成瘾［中国中药杂志，2002，27（4）：395–396］。也有新生儿滥用本品引起中毒反应的报道［山东医药，1983，（9）：55］。本品的具体不良反应介绍如下①过敏反应：服药后偶致全身皮肤剧痒、潮红、粟粒样丘疹、猩红热样皮疹的过敏症状，可服氯苯那敏、维生素 C，并外擦炉甘石洗剂治疗；也有出现多例过敏性休克及过敏性休克死亡的报道［药物不良反应杂志，2010，12（2）：147］。②出血倾向：过量用药出现流鼻血、口腔黏膜溃疡，继之颜面、四肢、皮肤出现出血点，舌缘有血疱，牙龈缘有血痂，可给予利可君、维生素 C、激素等治疗。③膀胱炎：出现腰部酸痛、尿频、尿急、尿痛、尿血，可用氯苯那敏等药物治疗。④新生儿滥用引起中毒反应：过量引起嗜睡、拒奶、大便次数增加、便秘、呕吐、气急，伴有脱水、酸中毒。⑤造血系统损害：有引起血小板减少、单纯红细胞再生障碍性贫血的报道。⑥其他：有服用本品引起成瘾的报道，有偶致支气管哮喘、喉头水肿、肝功能损害、胃寒的报道。

齿痛消炎灵颗粒

Chitong Xiaoyanling Keli

《中华人民共和国药典》2015 年版一部

【**药物组成**】石膏、地黄、荆芥、防风、牡丹皮、青黛、细辛、白芷、青皮、甘草。

【**功能主治**】疏风清热，凉血止痛。用于脾胃积热、风热上攻所致的头痛身热、口干口臭、便秘燥结、牙龈肿痛；急性齿根尖周炎、智齿冠周炎、急性牙龈（周）炎、急性牙髓炎见上述症候者。

【**辨证要点**】颌面部蜂窝织炎：颌面部局部红热肿痛，全身可见发热，微恶寒；舌红，苔薄白或薄黄，脉浮数。

【**剂型规格**】颗粒剂：每袋装①20g；②10g（无蔗糖）。

【**用法用量**】开水冲服。一次 1 袋，一日 3 次，首次加倍。

【**临床应用**】主要用于颌面部蜂窝织炎、牙痛、牙周炎、牙痛、急性根尖周炎、急性牙龈（周）炎、急性牙髓炎、智齿冠周炎等。①本品配合氯己定含漱液治疗急性根尖周炎 43 例，痊愈 29 例，有效 12 例，无效 2 例，总有效率为 95.35%［现代中西医结合杂志，2017，26（3）：299-301］；②治疗牙周炎 60 例，痊愈 25 例，有效 27 例，无效 8 例，总有效率为 86.67%［新中医，2015，47（10）：161-163］。

【**注意事项**】①阴虚火旺及风冷牙痛者慎用；②服药期间忌食辛辣、油腻食物；③老人、儿童及素体脾胃虚弱者慎用。

药名索引